影像诊疗 面对面

——社区医学影像诊疗小贴士

名誉主编　王　杉

主　　编　杜湘珂　洪　楠

主编助理　程　敏

插　　图　杨　光

编　　委　（按拼音顺序）

陈　尘　陈　雷　程　瑾　程　敏

范岳锋　高俊雪　胡　迪　胡立宝

赖云耀　李　原　李成海　李河北

李松珊　李振涛　梁　皓　刘　涛

刘慧君　刘月洁　罗　葳　王　蓓

王　煦　王　雪　王　屹　王佳梅

吴　舰　吴巍珍　杨　力　杨　蕊

袁　飞　张　萌　张　颖

北京大学医学出版社

YINGXIANG ZHENLIAO MIAN DUI MIAN——SHEQU YIXUE YINGXIANG ZHENLIAO XIAO TIE SHI

图书在版编目（CIP）数据

影像诊疗面对面：社区医学影像诊疗小贴士/杜湘珂，洪楠主编. —北京：北京大学医学出版社，2011.1

ISBN 978-7-5659-0093-8

Ⅰ. ①影… Ⅱ. ①杜…②洪… Ⅲ. ①影像诊断—问答 Ⅳ. ①R445-44

中国版本图书馆 CIP 数据核字（2010）第 248289 号

影像诊疗面对面——社区医学影像诊疗小贴士

主　　编：杜湘珂　洪　楠
出版发行：北京大学医学出版社（电话：010-82802230）
地　　址：（100191）北京市海淀区学院路 38 号　北京大学医学部院内
网　　址：http://www.pumpress.com.cn
E - mail：booksale@bjmu.edu.cn
印　　刷：北京东方圣雅印刷有限公司
经　　销：新华书店
责任编辑：暴海燕　　**责任校对：**金彤文　　**责任印制：**张京生
开　　本：880mm×1230mm　1/32　**印张：**5　**字数：**97 千字
版　　次：2011 年 1 月第 1 版　2011 年 1 月第 1 次印刷　**印数：**1—3000 册
书　　号：ISBN 978-7-5659-0093-8
定　　价：17.00 元

前　言

“生、老、病、死”是世间不可抗拒的自然规律，人们希望洞悉这一现象的内涵，掌握人体内部的生理、病理变化规律，就“优生优育、预防疾病、延缓衰老、无疾而终”等问题与大自然展开博弈；这场博弈的主体是医生和患者，医生的工作是帮助患者与疾病抗争；本书希望帮助百姓朋友们了解一些医学影像相关的科普内容，“同仇敌忾”，共同对付疾病，让生命在大自然中快乐地衍展。

内科与外科伴随了人类整个的文明史，医学影像学问世仅一百余年，但今日医学的诊断证据近乎75％来源于影像学诊断，20世纪70年代以前的字典里基本查不到“CT”、“MR”这样的字眼；而今天越来越多的患者接受了这种检查，什么叫CT？MR有射线吗？做X线检查有什么注意事项……？本书以一问一答的方式，浅显易懂的语言向患者阐释影像医学相关的常识，释疑解惑，让患者在影像检查前心中有数，使医患之间能够更好地配合完成疾病治疗前的诊断。

本书为“大影像”科普读物，涵盖放射医学、超声医学、核医学等内容，力求通俗而不空泛，严谨而不晦涩，普及医学影像常识，惠及百姓；不足与疏漏之处，敬请批评指正。

杜湘珂

2010冬至

目　录

医学影像学简史

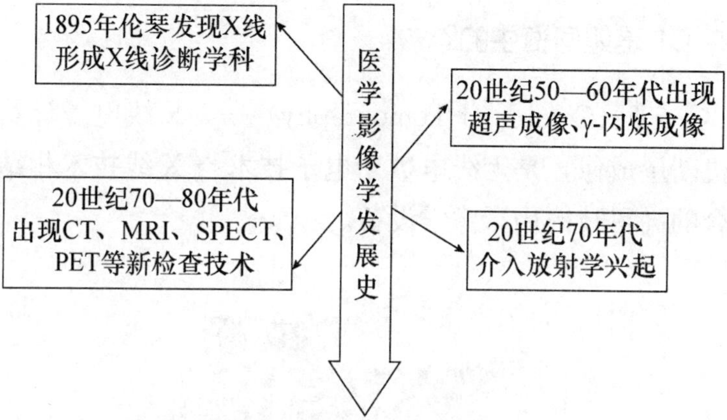

1. X线是如何被发现的？

1895年，伦琴（Wilhelm Rontgen）发现一种神秘的射线，可以穿透人体，在胶片上成像，并能作用于荧光屏而产生荧光，使得医生们可以不动刀剪而观察到患者体内的改变。这种射线波长很短，能够穿透普通光线不能穿透的木板、衣服、人体软组织等，而对重金属如铜、

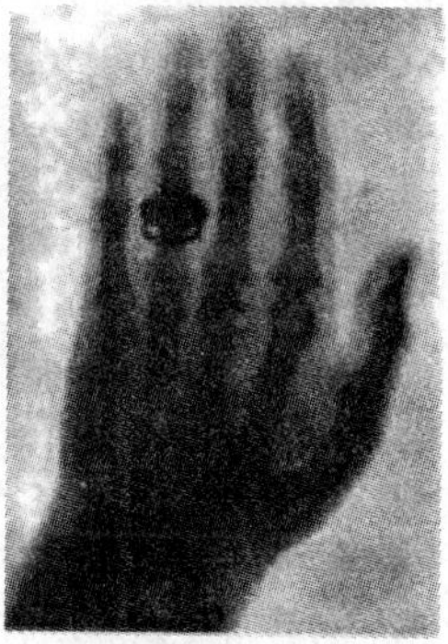

铁、铅则不易透过。当伦琴夫人将手放在X线球管和荧光屏之间时，可在荧屏上看到肌肉透亮，而骨骼则为黑色的影像。1896年，伦琴将他的发现正式公布于世，这种不可见的射线被命名为X线，又称伦琴射线。

2. CT是如何诞生的?

CT（Computed Tomography）——X线电子计算机断层成像，是无线电数字电子技术与X线技术相结合的高科技医用影像学设备。

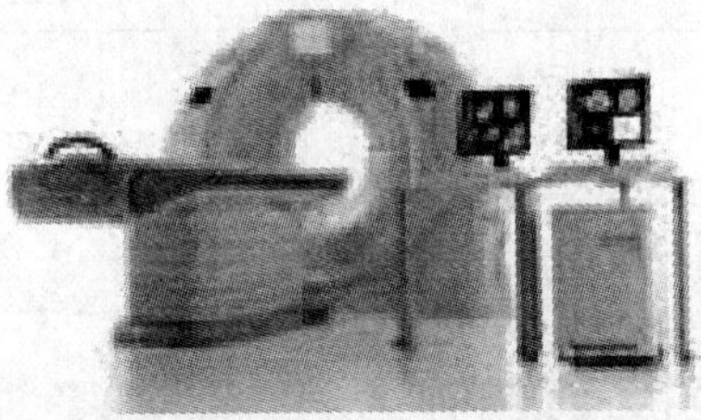

CT的研制始于20世纪60年代。1963年，美国物理学家科马克（Alan Cormack）首先提出图像重建的数学方法，并用于X线投影数据模型。1967年，英国的工程师汉斯菲尔德（Hounsfield）开始了模式识别的研究工作。1969年，他制作了一架简单装置，用加强的X线为放射源，对人的头部进行实验性扫描测量，得到了脑内断层分布图像。1971年9月，他与神经放射学家合作，安装了第一个原型设备，开始了头部临床试验研究，试验结果在1972年4月召开的英国放射学家研究年会上首次发表，宣告了CT的诞生。

CT的诞生震动了医学界，被称为自伦琴发现X射线以来，放射诊断学上最重要的成就。为此，汉斯菲尔德和科马克共同获1979年诺贝尔生理学或医学奖。

自1976年CT机发明以来，CT在临床上应用广泛，技术上日趋完善，而且种类越来越多。20世纪80年代末90年代初，出现了螺旋CT，1998年出现了多排螺旋CT，从而最终实现了对活体心脏的冠状动脉进行无创性扫描的奇迹。

3. 磁共振成像（MRI）是如何构想并应用于临床的?

1924年奥地利物理学家泡利（Wolfgong Pauli）首次提出核子有角动量（即自旋）现象，以解释原子光谱结构，这为后来发展核磁共振技术奠定了最基本的理论基础。20世纪30年代，物理学家拉比（Isidor Isaac Rabi）发现在磁场中的原子核会沿磁场方向呈正向或反向有序平行排列，而施加无线电波之后，原子核的自旋方向发生翻转。这是人类关于原子核与磁场以及外加射频场相互作用的最早认识。由于这项研究，他于1944年获得了诺贝尔物理学奖。

1946年美国加州斯坦福大学布洛赫（Felix Bloch）等首次报道了核磁共振现象（Nuclear Magnetic Resonance，NMR），同年珀塞尔（Edwerd Purcell）小组

在哈佛大学也进行了同样的试验。这一成就使他们共同获得了 1952 年诺贝尔物理学奖。从此 NMR 作为一项研究物质分子结构的现代化学分析技术，在理化领域内获得迅速发展。

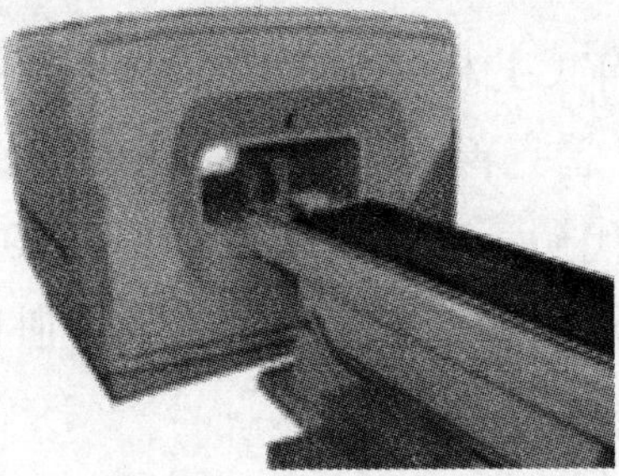

1950—1970 年期间，NMR 用于分子结构化学和物理分析。1971 年达马迪安（R. Damadian）发现正常组织与肿瘤组织间核磁弛豫有差别。1973 年，劳特布尔（P. C. Lauterbur）在此基础上采用了梯度场的概念并对被成像物体进行位置编码，完成了小试管内样本的磁共振成像。1974 年，曼斯菲尔德（Mansfield）等人进一步发展了通过施加垂直方向的梯度磁场，并研究和发表了核磁共振成像的一套完整理论。由于以上关键技术的开发使得 MRI 技术得到快速发展并最终得到普及，尤其在人体成像方面取得巨大进步，劳特布尔和曼斯菲尔德也因此共同获得了 2003 年诺贝尔生理学或医学奖。1977 年达马迪安等人建成了人类历史上第一台全身 MRI 设备，并取了历史上的第一幅人体全身磁共振图像（用时长达 4 小时 45 分）。1980 年，第一台可应用于临床的全身 MRI 设备诞生，从此以后，磁共振成像技术取得了突飞猛进的巨大进展，磁共振的图像的对比度、空间分辨率和时间分辨率等关键性能指标都有很大的提升。

4. 介入放射学经历了怎样的发展历程?

介入放射学（Interventional Radiology）一词首先于 1967 年由美国放射学家马格列斯（Margalis）提出，如今为医学界所公认，并普遍使用。和其他学科一样，介入放射学的发展经历了一个漫长的探索过程。

1895 年赫斯克（Haschek）和林德萨尔（Lindenthal）首次在截肢手的动脉内注入碳酸钙进行造影。1912 年博雷克罗德（Bleichroeder）在狗身上探索了长时间将导管放置在动脉内的可行性，并将一根导尿管插入自己的股动脉，首次实现人类血管内导管插管技术。1923 年斯卡德（sicard）和弗里斯特（Forestier）将碘化油注入患者的肘前静脉，观察到了造影剂从肺流到心脏，血管造影开始用于人体。1929 年，德国心脏科医生弗斯曼（Forssmann）用一根导尿管，在助手的帮助下送入自己的上臂静脉，并推送至右心房，证实了通过周围静脉向右心送入导管的可行性和安全性，并因此荣获 1956 年诺贝尔生理学或医学奖。1953 年塞尔丁格（Seldinger）首创了经皮股动脉穿刺、钢丝引导插管的动、静脉造影法，由于此法操作简便，容易掌握，对患者损伤小，不需结扎修补血管，完全替代了以往需手术切开暴露血管的方法，因而很快被广泛应用，成为介入放射学的基本操作技术，他本人也因此获得诺贝尔奖提名。1964年，多特（Dotter）开创了血管成形术，1969年他首先提出了血管内支架的设想，并在狗的实验研究中证实了血管内支架能够嵌入血管壁，保持血管腔通畅达两年半之久，但直到14年后，血管内支架才得到重视和发展。随着20世纪70年代中期DSA（Digital subtraction angiography，数字减影血管造影）的迅速发展，介入放射学的应用越来越广泛。

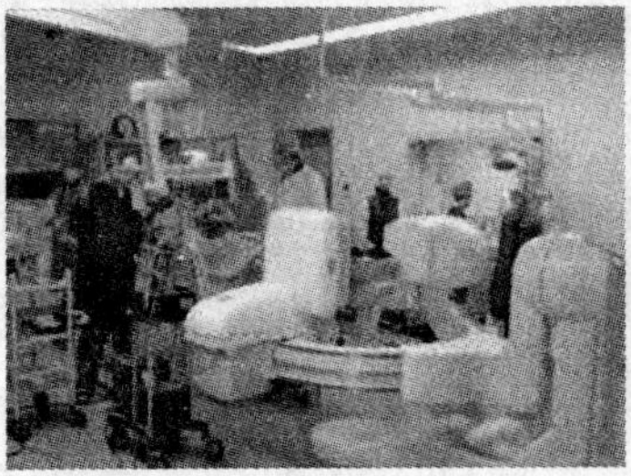

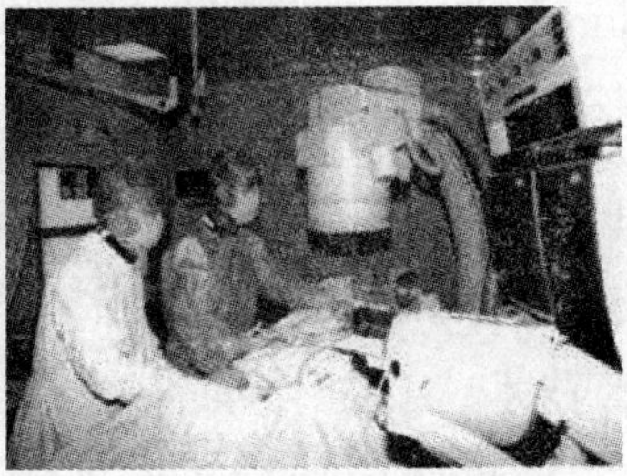

现在，介入放射学技术日臻完善，其应用范围也在不断地扩展，已成为与内科、外科并列的第三大治疗技术。

（胡立宝）

影像检查知识小贴士

关于影像科

1. 放射科是一个什么样的科室?

在整个医院体系中，放射科紧跟影像医学的发展潮流，扮演着不可或缺的角色，是一个高科技、新技术理论汇聚的科室。放射科承担门诊、住院患者的常规X线平片、特殊造影检查、CT及MR检查，开展介入放射诊疗工作，满足临床请检要求并确保检查和诊疗的准确性，为临床科室对疾病的诊断提供影像支持。简单地说，患者在放射科做检查所得到的影像资料就是诊断依据，医生根据这些依据以及临床其他检查结果（如化验检查等）对患者的情况做出综合分析和判断。如今，放射科已经不再是以往“只看片子，不接触患者”的工作方式，而是直接面向患者，了解病史并检查患者，运用丰富的临床经验进行诊断和治疗。

2. 放射科医生是做什么工作的?

放射科主要由放射科医生、技护人员、维修及网络工程师等人员组成，他们各有分工，互相协作，完成疾病的影像诊断工作。

放射科医生负责影像诊断，也就是对患者检查的影像进行分析并书写诊断报告，每日工作量达数百份报告。影像诊断报告是重要的客观检查证据，如何能够“独具慧眼”，准确分析病变，成为所有放射科医生整个职业生涯中共同追求的目标。放射科医生必须具备丰富的解剖学知识、影像学知识和临床医学知识，对各种疾病的发生发展过程非常熟悉，才能结合患者的影像学表现、临床表现及其他重要检查结果做出正确的诊断。为了提高诊断水平，更好服务患者，他们除了需要每个人都有深厚的影像医学功底，还要集体讨论疑难病例，每份诊断报告都要由至少二级医师共同阅片书写。

3. 超声科医生做哪些工作?

超声科医生和放射科医生一样，负责超声影像诊断并书写报告，不同的是，超声科医生需要密切接触患者，亲自操作仪器，运用自己丰富的经验主动对检查部位进行探查，寻找并分析病变。由于超声探头的灵活性，医生寻找病变并使其最佳显示的能力显得尤为重要，也是体现医生水平的重要标准。

4. 核医学科医生的工作是什么?

核医学科由医生、技护人员等成员组成，核医学科医生负责分析影像并书写报告。他们除了日常的诊断分析工作之外，还要研究新的核医学科检查方法，推动整个学科的不断发展。

5. 对影像报告有疑问时，该怎么办?

当患者在医院就诊时，常常在领取影像诊断报告后感到茫然，很想和影像科医生多聊两句，询问一下病情——“片子有问题吗？问题大吗？怎么治呀?”等等。这时，您可以去挂影像科医师的专家门诊号，请他们为您详细解释。

影像科医生的专长是读片，即影像分析，这是一种专门的学科，叫做影像诊断学。面对一张片子，他们会按照一定的思路详细地对各种征象进行描述和解读。而高水平的分析阅片，对正确诊断您的疾病显然是非常重要的。此外，影像科医生对各种影像学检查非常熟悉，不仅可以在有限的影像检查中看出更多的信息，而且对于您还需要做什么影像检查，也会提出更为合理的建议，避免检查的盲目性。放射科、超声科、核医学科都有专家门诊，您可以根据需要挂号咨询。

（吴舰　梁皓　程敏）

6. 来放射科检查需要做哪些准备?

放射科开展 X 线、造影、CT、MR 等检查项目，不同的检查需要做不同的准备。

（1）普通 X 线检查

A. 请您在检查之前把身体上拍片范围内的高密度物品全部摘掉，比如项链、胸罩、带有拉锁和金属纽扣的衣服等，我们到时会提醒您，也请您配合。最好能把拍片范围内的衣服脱掉（可以在更衣室更换我们为您准备的检查服）。

B. 当为您摆放好体位后，请您尽量保持不动。有时还需要您配合呼吸（比如拍胸片需要您深吸一口气憋住）。

（2）造影检查

A. 上消化道造影、肠系造影检查之前需要空腹，一般在检查前一天晚饭之后不要再进食。早晨的常规药物（如降压药、降脂药等）要按时吃，可喝一两口水服药。

B. 肠系造影需要反复进行观察。您在喝过造影剂之后，请多多走动，以促进小肠蠕动，使造影剂在小肠内均匀分布，我们可能会观察很多次。因为不同人小肠的蠕动速度不一样，所以检查时间也会不同，请您耐心等待，如果我们发现您肠道蠕动很慢，可能会建议您吃些东西以促进肠道蠕动。

C. 钡灌肠检查之前需要提前两三天进行准备，比如吃少渣食物、吃泻药、洗肠等，请您按照预约单上的要求进行准备。

D. 静脉肾盂造影之前也需要洗肠，而且在检查之前几天内不要做胃肠道造影，以免因为残留的钡剂干扰图像的观察而影响最终诊断，请您配合。

（3）CT 检查

A. 腹部、盆腔 CT 检查之前，需要空腹，特别是需要做增强扫描注射造影剂的患者更需要空腹。

B. 腹部、盆腔 CT 检查之前几天内不要做胃肠道造影，以免因为残留的钡剂密度过高产生伪影而影响最终诊断。

C. 腹部 CT 检查之前需要喝水（或水中含少量造影剂），我们会提前为您准备好，如果您的身体情况不允许喝水，请及时告诉我们。泌尿系和盆腔 CT 检查之前需要喝水憋尿，我们会为您准备好水，等您有憋尿的感觉时请及时告诉医生。

D. 在检查之前，请您仔细阅读增强 CT 扫描注射造影剂的知情同意书，并在检查知情同意书上写出是否同意进行增强检查的确切意见，并签名。注射 CT 造影剂有一定过敏的概率，如果您对海带、鱼虾等含碘的食物过敏，或有过敏体质（也就是对很多东西都过敏）请及时告诉我们。如果您得过甲状腺功能亢进，或心、肾功能不好，也不适合注射造影剂，也请您提前告诉我们。如果您对自己的身体状况不了解，建议您咨询一下给您开具申请单的临床医生。

E. 如果以前在外院做过相关检查，请在检查时将胶片及其他相关检查的结果带过来，有助于我们诊断。

（4）MR 检查

A. 强磁场会对安装下列医疗装置或配备下列医疗设施的人产生危害或危险，除非有可靠证据表明其与磁场相兼容（比如说明书上明确标明可以做磁共振检查），否则禁止接近磁体：a. 心脏起搏器；b. 脑内动脉瘤夹、主动脉夹、人工金属心脏瓣膜等；c. 各种人工关节及假体、金属内固定物；d. 冠状动脉及各种血管支架、胆道支架、食管支架及其他金属内支架；e. 电子耳蜗、化疗泵及胰岛素泵、眼球内异物不能除外金属异物者；f. 活动性假牙、体内残留金属异物；g. 其他因手术等原因植入体内的金属物品；h. 轮椅、平车、金属拐杖、输液装置、呼吸机、吸引器及其他医疗装置。

B. 有意识不清、昏迷、精神症状等不能有效配合检查的患者除非经相关专业临床医师同意，否则不能进行 MR 检查。

C. 孕妇及胎儿、婴儿除非经相关专业临床医师同意，否则不能进行 MR 检查。儿童患者不能配合者必须采取镇静措施。具体镇静措施可以由儿科医师施行。

D. 呼机、手机、手表、钥匙、打火机、硬币、笔、眼镜、磁卡、软盘及磁带等磁记录设备、照相机、收音收录机、发卡等金属制品不能带入磁体间，避免个人财务受损。

E. 宫内节育器有可能对MR检查产生影响，必要时须将其取出后再行检查。

F. 少数染发、文眉、文身的患者进行MR检查时，相应部位可能产生发热等不适感觉，并可能对MR图像质量产生不良影响。

G. 腹部MR检查前需空腹至少4小时。

H. 检查时请携带本院及外院病史资料和其他检查资料，尤其是相关检查部位的X线片、CT、MR等影像检查资料，全面的资料有助于提高对您此次MR检查诊断的准确性。

I. MR造影剂相对比较安全，但肾功能差、有严重过敏体质以及怀孕的患者不适宜注射造影剂，如果有上述情况，请及时告诉我们。

需要提醒您注意的是，在检查登记的时候，请保证您所提供个人信息的准确性，不要用别人的姓名进行登记，这样会造成同一患者占用两个或多个检查号，或同一检查号中混有两个或多个患者的图像信息，以免对您本人及我们的诊断工作造成不必要的麻烦。

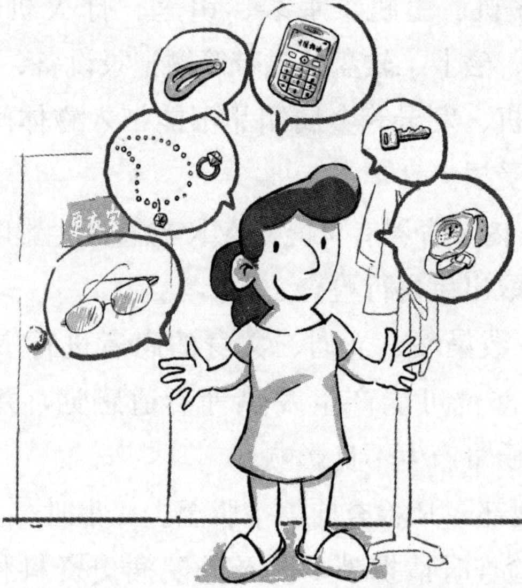

图 1　请您检查前摘掉身上一切可能影响检查的金属物品

X 线

1. 什么是 X 线检查？X 线检查会对人体造成危害吗？

百年前德国物理学家伦琴发现了一种新的射线，称之为 X 射线。X 线的穿透力强，可以穿透人体组织，并且和普通光线一样可以在胶片上成像，因此可以用于医学检查。

X 线检查的基本方法和普通照相是一样的，首先将 X 线球管对准人体要检查的部位，然后发射 X 线穿透这一部位，在胶片上成像。X 线可以穿透人体组织，且对于不同密度的组织穿透力不一样，在胶片上会形成不同灰度的图像。根据这一原理，可以对不同部位进行成像，从而达到诊断疾病的目的。

随着科学技术的发展，X 线已广泛用于临床诊断和治疗。但 X 线对人体有一定的影响，对细胞有杀伤破坏作用，特别是分裂旺盛的细胞，比如胚胎细胞、白细胞等。因此，胎儿、孕妇应尽量避免 X 线检查。一般正规检查时，X 线的剂量在安全范围之内，身体不会产生什么不良反应。但也应注意，如果短期内接受较多 X 线照射会有累积作用，所以经常做 X 线检查对身体健康也会有一定的损害。最好接受医生的建议，合理进行检查，以避免不必要的照射。

图 2　电离辐射标志，如看到此标识，应尽量远离

2. 陪检者也要防护吗?

X线是电磁波的一种，是以光速直线传播，遇到人体或其他物品后，一部分被吸收，另一部分被散射。但只要它还有能量，被物质吸收前就还会发生多次散射。因此，在做检查时和检查后的瞬间，检查室里仍然弥漫着各个方向的X线散射线。规范的X线操作，应是一个房间只有一位患者做检查，其他人都在检查室外面等候。检查室门外有警示灯，上面会写“射线有害”、“灯亮勿入”或“在工作中”等警示语。当灯亮的时候，您最好在门外等候，而不要随意打开铅板门，以避免受到不必要的照射。

检查前后当工作人员提示陪检家属可以进入检查室时，检查室内是没有射线的，对人体没有任何危害。此时陪检家属可以进入检查室帮扶和安抚患者。

如果陪同婴幼儿或体弱的患者做检查，需要您的协助时，我们的检查室里都会为您准备铅围裙或铅衣等防护用品，请您将其穿好注意自我防护。

3. 孕妇能不能进行X线检查?

孕妇要接受X线照射需要十分谨慎，一般情况下我们是不建议的。

对孕妇而言，受到的X线照射达到一定剂量时，可能会出现自然流产、新生儿畸形或胎儿死亡等。尤其在怀孕 8～15 周是最敏感的时期，对胎儿的危害尤其大，特别要注意不能对着胎儿照射。

如果在怀孕期间不得不接受 X 线检查，那么对胎儿照射剂量小于 100 mGy 是安全范围，比如可以穿戴铅围裙以后拍摄胸片，不会造成胎儿智力发育障碍、畸形和胎儿死亡等，这时可以继续怀孕。如果胎儿受到的照射大于这个剂量，危险性就会增加，就必须在孕妇本人知晓的情况下做出决定，要不要进行检查，以及检查后是否继续妊娠。

如果您已经怀孕，或者怀疑自己怀孕，或近期准备怀孕，请您在检查前及时告知检查医师或技师，在双方充分沟通、了解后方可进行 X 线检查。

4. 在做 X 线检查前需要做什么准备吗?

虽然现代 X 线机的防护性能有很大改进，放射防护措施也很齐全，但为了进一步减少辐射，避免不必要的重复照射，还希望您能和我们配合，做到以下几点：

（1）向临床医生说清楚病情，以增加检查的目的性，减少不必要的拍摄。比如说，摔伤之后到底是哪里最疼，哪里最不舒服，说清楚之后可以重点拍摄这些部位。我们经常遇到急诊来的外伤患者，因为诉说全身都疼，所以临床医生开申请单几乎要拍摄全身所有的部位，结果通常是都没有骨折，或只有症状最重的那几个部位有骨折，这样无疑使您多接受了许多不必要的X线照射。此外，同样拍摄一张X线片，拍摄范围越大，接受的射线量就越多，所以如果您的手指受伤，应尽量只拍摄这一手指，而不要拍摄整个手，这样不仅可以减少辐射剂量同时图像也会更加清晰。

（2）为了避免身体结构被遮挡，请您脱掉、摘掉可能影响检查的衣服、饰物和敷料等。比如说，拍摄胸片时，需脱掉胸罩、较厚的毛衣、印有图案或有较多装饰的上衣，并摘掉项链，理想的情况是上身只穿没有任何图案、没有一粒扣子的单层衣服（薄汗衫等），甚至不穿上衣；拍摄腰椎片时，需摘掉护腰、腰带，把外裤脱到膝盖（如果内裤有金属，也需要往下脱），胸罩往上撩到胸口；拍摄颈椎时，应把有领子的衣服脱掉，不要戴耳环、项链；拍摄手和手腕时，需摘掉手表、手链、戒指，如果有石膏或其他敷料，也尽量摘掉；拍摄脚和脚踝时，要脱掉鞋袜，裤子要尽量往上提。因为以上这些物品都可能遮挡一部分图像而影响对病变的观察，甚至会被当成病变而造成误诊。总之，凡是在拍摄范围内可能会造成遮挡的东西，希望您最好脱掉、摘掉，配合检查。

（3）配合医生尽量摆好适合检查的体位。在拍摄胸片、腹部平片时，还要配合呼吸，比如拍胸片时需要深吸一口气憋住，这时拍摄效果最好。如果您在机器曝光的瞬间还在喘气，那么这张胸片可能会变得很模糊，甚至严重影响图像质量，从而影响诊断。

5. 拍胸片时，穿胸罩会影响检查吗?

X线不能穿过金属物质，所以照射范围内的一切金属物均会留下影子，遮挡要观察的区域。胸罩因含有金属材质（钢托、挂钩等），拍摄胸片时会造成遮挡，所以需要脱掉；仅把拉钩打开或上下挪动都没有离开胸部区域，因此这样做是无效的。有些人可能认为脱掉胸罩上的金属太麻烦，这种想法是不正确的，因为如果肺内的一个小病灶恰好与金属物影重叠，就会造成漏诊或判断困难。拍摄平片的原则是，去除一切可能造成遮挡的物品，包括拍胸片时要脱掉胸罩，希望您在拍摄胸片时能够配合我们。

6. 衣服上没有金属就不碍事吧?

随着大家就医知识的不断提高，您可能逐步认识到凡有碍X线穿透的物品，如拉链、项链、手机、钥匙等，在拍X线片时都需要一一去除，因此检查时也愿意配合。但认为衣服上没有金属就不碍事。例如，有一位家长带着感冒发烧的宝宝前来拍X线胸片时，说什么都不愿意让孩子脱去衣服。但结果使本来就难以诊断的儿童胸片，又因为几件毛衣纹理的干扰而更加模糊不清，这时就只能重照，既耽误时间，又增加了孩子受X线照射的剂量。所以，类似的护膝、腰围、膏药、有油漆图案的棉被以及衣服等，都需要去除，更不能因为是急诊，就恨不得把担架都抬到摄影床上去。

7. 怀疑骨折时为什么需要摆多种体位拍摄？

一位遇到车祸的患者因小腿疼痛难忍，对于放射科医师要给他摆出的各种体位，均不配合，认为只要拍了这个部位能看出有骨折就行了，没必要摆得那么正。其实不然，医师摆体位的目的不仅是要看清骨折，还要了解骨折移位的方向、旋转的角度、碎裂的程度、累及的范围等，对骨科医师制订治疗方案非常有帮助。而且很多情况下，一个部位如果仅拍摄一个体位，会因为角度问题或其他骨头的遮挡而显示不清，造成漏诊；因此拍摄正侧位甚至加斜位或某些特殊体位会大大减少漏诊。因此患者应尽可能配合医生把片子拍好。

8. 为什么有时候拍了片子还是不能确定有没有骨折？

有些骨折非常轻微或在常规体位时因骨折部位总不能避开其他骨骼的重叠遮挡而显示不清。在这些情况下，如果临床怀疑骨折，可以进一步做CT或MR检查，这样绝大部分病变都可以明确诊断。

9. 为什么有时候一侧肢体有不适却要拍摄双侧肢体的影像？

在人体的大小关节部位，特别是双手、双脚等，骨骼发育容易产生一些形态变化，对身体功能没有任何影响，我们叫它正常变异，不是疾病。一般情况下这种变异是双侧对称的，而多数骨骼病变则双侧不对称。因此，有时为了区别是病变还是正常变异，需要加拍对侧肢体影像进行对比。此外，双侧对比也有利于发现较小的病变，减少漏诊。

10. 拍摄的范围越大越好吗？

有些患者以“脚疼”来就诊，但来放射科拍摄的时候却要求我们顺便把脚踝也带上。其实“脚”和“踝”这两个部位虽然离得很近，其拍摄方法、体位却并不一样，是没法“顺便”一起拍的。另外，拍摄一张X线片，照射范围越大，受到的射线剂量就越大，一般来讲应尽量减小拍摄的范围。因此为了减少X线剂量，一定要说清楚到底是哪里不舒服，以明确需要拍摄的部位。有些患者在受外伤后，恨不得把全身疼的地方都拍一遍，这样不仅增加X线辐射剂量，还增加了您的经济负担。

11. 站着和躺着拍片效果一样吗？

有些部位站着和躺着拍出的影像有很大区别。就拿胸片来说，卧位时横膈上升，肺的充气量减少，透明度下降，片子的清晰度不如立位胸片，所以拍胸片一般都是立位。对于怀疑消化道穿孔的患者照腹部平片时也需要立位拍片，因为消化道穿孔时会有胃肠内气体经穿孔部位进入腹腔，立位时气体会上升至腹腔最高处，即聚积在横膈下方，拍立位片时会显示“膈下透亮影”，这是诊断的重要征象。对于少量气胸的患者，立位拍片也是同样道理。另外怀疑肠梗阻时也需要拍立位片以显示肠梗阻时肠内积气、积液形成的液平面。此外，一些承重的大关节（比如膝关节）在站立承重和躺着不承重时，骨头之间的关系也有所改变，有时可以根据这些关系的变化情况来诊断疾病。总之，很多部位站着拍摄和躺着拍摄是有区别的，希望您能尽量配合我们。

12. 拍摄床旁胸片和普通胸片效果一样吗？

床旁胸片和普通胸片的区别，除上述躺着和站着拍摄的区别外，还有仪器设备的区别。目前拍摄普通胸片的机器大部分是使用 DR 图像，拍摄的平板与电脑直接相连，图像可直接传入电脑，其图像质量非常高，且易于存贮，拍摄平板的消耗也极小。而床旁胸片只能使用CR图像。拍过床旁胸片的人可能知道，我们的技师会推着机器，拿着几块板子去给患者拍照，这板子就是CR板。先用CR板将图像信息记录下来，拿回来后用专门仪器扫描进行图像的格式转换，然后传输到电脑中进行存贮，图像质量因为中间有一次转换过程而有所损失。这种CR板可以反复使用，当把一幅图像的信息传输到电脑中后，就被刷新为白板，下次可以接着用。但使用多次后，板子就会产生灰雾，使拍摄的图像不清晰；如果想提高图像质量，就需要加大X线剂量。总体上，床旁胸片的图像质量比普通胸片要差，且一般病房的放射防护设施不如放射科完善，因此，我们建议您尽量来放射科拍摄普通胸片。

13. 我的病情需要经常复查X线片，请问一年最多能拍多少次X线片？有没有上限？

长期大剂量的暴露在射线环境下是对身体不利的，可以导致细胞基因突变、细胞癌变、放射病等疾病。不过您不必过于担心，X线检查作为一项历史悠久的检查手段，其安全性、可靠性是值得肯定的，医用X线剂量和照射时间相对来说是安全的，但对于有怀孕计划的患者，为了优生优育建议拍X线或CT后三个月至半年后再受孕，以避免产生不良后果。

14. X线和CT比较哪一个放射线剂量更大？

CT也属于X线检查，其辐射比X线平片要大。据相关研究表明，一次CT的平均辐射量比X线平片大约大两个数量级。

15. 什么叫“胸透”或“透视”，与拍X线片有什么相同和不同之处？

透视是利用X线动态观察人体器官和病变的形态，胸透就是对胸部进行透视。在透视过程中可通过呼气吸气、转动患者体位等，进行多方位观察，以了解检查部位与周围器官的关系和联系。其缺点是透视时对病变的影像不能记录下来，不利于对病变的复查和对比；透视的影像清晰度较差，对细小的病灶和细微的结构不易观察；另外长时间透视射线剂量较大，对人体有一定损害。

拍X线片的优点是被照部位的影像可保留在胶片上，利于保存和将来的复查对照；胶片影像清晰，可显示较小病变和细微结构，较透视清楚可靠；摄片时接触X线较透视要少。缺点是摄片一般不能进行动态观察，投照一次只能显示一个部位。目前透视已基本被摄片所取代。

16. 我能不能不拍胸片，只做胸部透视？

张大爷拿着一张胸片的申请单，来放射科要求做胸部透视。我们向他解释，这是胸片的申请单，不是透视，他就问，那我能改做胸部透视吗？我们只好告诉他，现在基本不做胸部透视了，只能拍胸片。

过去，肺部疾病的筛查主要靠胸部透视，在X线透视下直接观察肺部情况，不用拍片，为什么现在基本不用这种方法了呢？主要原因有三：其一，胸部透视的影像远不如胸片清晰，比较小的病变容易漏掉；其二，透视时患者暴露于X线下的时间比较长，受到照射的X线剂量很大，而现在的胸片采用超短时间曝光，瞬间内完成，射线剂量是很小的；其三，透视的影像只有当时做检查的医师能看到，留不下影像资料，不便于日后复查比较。所以，拍片虽然价钱相对昂贵，现在各大医院中，胸片还是基本取代了胸部透视。

听过我们的解释，张大爷想到自己得肺气肿多年，想拿片子去找临床医生看病，而且希望这次能和前两年的胸片比较一下，就欣然接受了拍胸片的检查。

（吴巍珍　胡迪）

胃肠道造影及静脉肾盂造影等

1. 什么是胃肠道造影?

除了明显的胃肠道穿孔、肠梗阻等疾病以外，大多数胃肠道的疾病在普通的X线片上是显示不出来的，必须借助于造影剂。胃肠道造影剂的密度很高，X射线不易穿透，因此充满造影剂的胃或肠道就可以和其他部位形成非常明显的黑白对比。医生可在X线透视的荧光屏上从各种不同的角度观察胃肠的形态、黏膜的变化以及运动功能的改变，进行分析诊断，同时还可以拍下X线片作为记录。

临床最常用的造影剂是硫酸钡，它是一种无毒、无味的白色粉末，可用水调成稀糊状，口服或通过插管灌入肠道内。因为它不被胃肠道吸收，所以一般检查后两三天内就可以随粪便完全排出。为了使造影效果好，病变看得更清楚，特别是观察小的病灶时，除了用硫酸钡以外往往还需同时服适量的产气粉或产气片，使胃肠道内产生一定气体，以加强对比。

人的胃肠道全长数米，很难一次完成全部检查。根据各部位的特点，一般我们把胃肠道造影分为三项：1）上部胃肠造影，包括检查食管、胃和十二指肠；2）小肠造影；3）结肠造影。临床医生根据患者的病情进行选择，前两项一般采用口服钡剂的方法，即人们常说的钡餐造影。它要求被检查者在检查前空腹12小时，一般是检查前一天晚饭后就不要再吃东西了，第二天上午胃和小肠处于空虚状态进行造影检查。如果胃内有食物或水，则可以掩盖病变，或把食物造成的阴影与病变相混淆。如果只做食管检查，一般情况下是不需要空腹的。

结肠造影多采用从肛门插管向结肠内灌注钡剂和适量空气的方法，检查前除了限制饮食还需要提前服一些缓泻药，检查当天还要清洁洗肠，目的都是为使结肠内不存留粪便。

2. 食管钡棉是什么检查?

有些患者吃饭时可能会被碎鸡骨、鱼刺等异物卡在食管中，到医院后耳鼻喉科医生可能会让患者到放射科做食管钡棉检查，检查异物在什么地方。钡棉就是在常规的造影剂硫酸钡中加入条状医用脱脂棉调匀，当患者将含棉花的钡剂吞咽经过食管时，异物可以将棉花挂住停留在食管的某段狭窄处，这样可以发现异物。食管钡棉检查只适用于较小的非金属异物的诊断。偶尔，较重的钡棉会将小的鱼刺冲走，患者的异物感会突然消失，再检查时鱼刺也不见了，起到治疗的作用。但大部分异物较大，卡在食管入口处，需要到耳鼻喉科全麻下用食管镜取出。

3. 做胃肠道造影检查用的钡剂安全吗?

胃肠道造影用的钡剂是硫酸钡，无毒、无味，完全不会被人体吸收，无论是喝下去的还是从肛门灌进去的钡剂，最后都会从肛门排出来，因此不用担心会有副作用。但是有肠梗阻的患者，因排便不通畅，钡剂在肠道里停留时间长会结成硬块，进一步加重肠梗阻，因此不能做上消化道造影及肠系造影。钡灌肠因是从肛门灌入钡剂，不影响钡的排出，不会对肠梗阻有影响，所以可以放心去做。

如果平时喝水经常呛咳的患者要尽量避免口服钡剂造影，以防呛咳使钡剂进入气管。

同样，消化道穿孔的患者，也不要用钡剂做胃肠道造影，以免钡剂从穿孔的地方流出到腹腔里，无法吸收。如果实在需要做造影检查，可以用能被人体吸收的碘剂（如泛影葡胺等）来代替。

4. 上消化道造影、肠系造影检查前要求空腹，对于规律服药的患者怎么办?

对于规律服用药物的患者（如服用降压药等），我们建议您在做检查前不要停用药物，以免发生血压波动等情况。可以在检查前 1～2 个小时用少量白开水服药。对于糖尿病患者，由于检查当天早晨不能吃东西，所以不要吃降糖药物，以免发生低血糖；另外，还可随身携带糖果、巧克力等食物，万一出现低血糖可以立刻进行补充。

5. 做上消化道造影检查需要有人陪同吗?

上消化道造影是需要患者和医生互相配合才能完成的检查，如果患者因为自身原因与医生沟通有障碍时，就需要有人陪同，比如患者体弱、听力不佳、使用方言或不懂普通话，或者青少年接受检查等。因为有些医院使用“摇篮机”，患者只需要配合喝钡剂即可，这样陪同人员可以不在检查室内。但如果医院使用的是非摇篮机，那么对于岁数较大、体力较弱的患者，陪同人员需要在检查室内协助其转身、翻身、喝钡剂等，请注意自我防护，最好穿铅围裙或铅衣，医院的检查室里一般都会为您准备这些防护用品。

6. 钡灌肠检查前为什么准备工作那么繁琐?

准备做钡灌肠检查的患者，在预约时都会得到一张预约单，上面非常详细地写着检查前的三天每天应做什么准备，如进食少渣饮食、大量喝水、排便、洗肠等，这是为什么呢？目前，大多数医院均采用气钡双重结肠造影，即经肛门灌入适量的稀钡（即造影剂），再灌入适量的气体。气体使结肠充分扩张，稀钡均匀涂抹于结肠内表面，我们通过透视和摄片分析结肠影像，做出诊断。只有在极为清洁的肠道内，钡剂才能均匀涂抹于结肠内表面，勾画出其正常或异常的结构。如果肠道内有粪便等也会被涂抹上钡剂而显影，这显然会妨碍我们对结肠的观察，造成诊断的困难。

怎样才能算是科学、有效的肠道准备呢？

首先要饮食得当。在检查前一两天可以吃一点高能、少渣和容易排空的食物，并且大量喝水。所谓高能食物，就是含糖较多的食物以及瘦肉、豆制品等。有渣食物是指含纤维素较多的蔬菜等，因经过消化后所剩的残渣没法被人体吸收，会形成粪便，所以有渣食物最好不要吃。脂肪类食物是消化、吸收、排泄最慢的一类食物，也最好不要吃。大量喝水，吃汤面、稀粥、果菜汁等可以加快粪便的排泄。

第二是吃泻药。食物残渣在结肠内停留的时间一般为十几个小时，因此吃泻药清除结肠内存留的食物残渣十分必要。但是请注意，吃泻药的同时要多喝糖盐水，补充能量、电解质和水，以防发生虚脱。老年体弱、经常腹泻的患者，可以吃缓泻剂，或者听从临床医生的建议吃药。一般患者都是可以忍受的，大可不必忧心忡忡。

第三为清洁洗肠。这是检查前的最后一项准备，洗肠以后要多次排便，尽量把肠子里的东西都排出来。

充分的肠道准备是高质量完成结肠造影检查的前

提，所以钡灌肠检查前的准备工作不能马虎。

7. 内窥镜检查（胃镜、结肠镜等）比胃肠道造影好吗?

胃肠道造影，是诊断消化道疾病的重要检查手段之一。我们通过透视和摄片，观察造影剂在消化道里的分布情况，获得消化道内部结构的影像，来进行诊断分析。通过分析，我们可以得知病变发生的位置、大小和范围，并根据其形态结构等判断病变的良恶性。内窥镜检查同样是用来诊断消化道疾病的重要方法。内窥镜是由光源和光导纤维制成的管子组成，把这个柔软光滑的管子插入消化道里面，通过屏幕，医生可直接观察消化道内部的结构，发现病变，而且可以在有病的部位取少量组织，进行病理检查，从而明确病变的组织来源和良恶性。那么，内窥镜是不是一定比胃肠道造影好呢？前者能否取代后者？答案是否定的。

首先，胃肠道造影与内窥镜检查的诊断准确率相差无几。就胃镜和上消化道造影（钡餐）来说，有人统计，它们的诊断准确率分别为95.3%和92.8%。当然，这两项检查的诊断准确率都和操作者的熟练程度和细心程度密切相关。

第二，胃肠道造影可以为外科手术提供重要的信息。它从全局出发，可以展现病变的整体；从多个角度观察，展现病变的不同侧面。外科医生通过观察胶片，就可以掌握病变的位置、范围、大体形态。这些都对制订手术方案提供了有力的保证。相反，内窥镜的视野小，一张图片只能显示消化道局部的一个较小范围，没法做到整体观察，所以对病变的准确位置、大小都没有造影清晰。

第三，胃肠道造影可以反映胃肠道的运动功能状态，在透视下可以观察消化道的蠕动、收缩、造影剂排空等一系列运动功能。而内窥镜检查却很难做到这一点。

第四，和内窥镜检查比较起来，胃肠道造影的操作相对简单，患者没有那么痛苦，经济负担也小。所

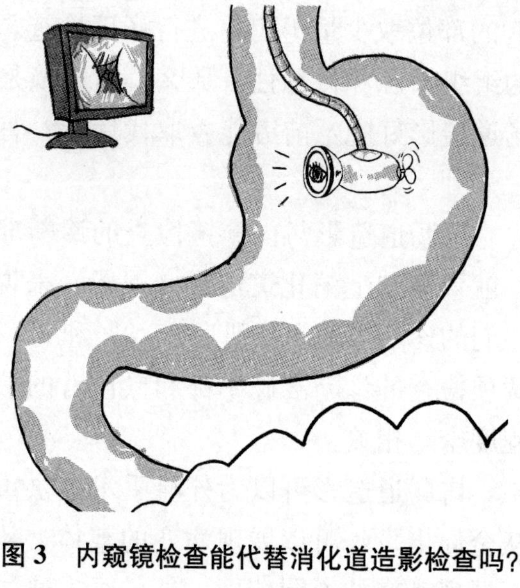

图 3　内窥镜检查能代替消化道造影检查吗？

以胃肠道造影仍是诊断消化道疾病的常规检查之一。

总之，内窥镜在很多方面都不能取代胃肠道造影，它们各有利弊，由临床医生根据情况来进行选择。有时，可能两种检查都要做，从而互相补充，使诊断更可靠。

8. 患者做完胃肠道造影后多长时间可以吃东西?

做完胃肠道造影以后，您可以随时吃东西，不受任何限制。尤其是糖尿病患者最好立刻就吃，以防止低血糖发生，并最好多喝水，以利于造影剂尽早排出。

9. 胃肠道造影、胸片和透视，哪项检查射线量大?

目前各大医院已经普遍取消了透视体检，改用胸片。而一次常规的上消化道造影射线剂量比胸片大许多，检查时间越长剂量越大，摄片数量越多剂量越大。

10. 什么是 ERCP?

ERCP 是经内镜逆行胰胆管造影的英文缩写（Endoscopic Retrograde Cholangiopancreatography，ERCP)，是在十二指肠镜下经十二指肠乳头插管注入造影剂，从而逆行显示胰管、胆管的造影技术，是目前公认的诊断胰胆管疾病的金标准。在 ERCP 的基础上，可以用篮网将胆总管内的结石取出，效果较好，创伤较小；也可进行十二指肠乳头括约肌切开术（EST）、内镜下鼻胆汁引流术（ENBD）、内镜下胆汁内引流术（ERBD）等介入治疗，由于不用开刀、创伤小，住院时间也大大缩短，深受患者欢迎。

11. 什么是静脉肾盂造影（IVP）？

所谓静脉肾盂造影，就是从静脉注射造影剂到体内（需要打一针），经过几分钟到十几分钟后，造影剂会通过肾脏、肾盂、输尿管、膀胱，最后从尿中排泄，当造影剂到达这些部位时，我们抓住时机拍 X 线片，这些部位就会在胶片上显影，从而可以观察并诊断疾病。静脉肾盂造影所用的造影剂和 CT 造影剂是一样的。

12. 为什么做静脉肾盂造影前需要洗肠，且造影之前的几天内最好不要做其他造影检查？

因为静脉肾盂造影主要是观察肾、输尿管和膀胱，且拍摄的是前后影像重叠的 X 线片。通常情况下，结肠里会有粪便和气体的混杂密度影像，可能会与肾、输尿管影重叠，这对观察肾盂、输尿管的病变影响比较大，因此造影前要求洗肠。

同样，如果近期做过其他造影检查，尤其是消化道造影，则肠道里残留的高密度钡剂会影响更大，有时大团的钡剂甚至会直接遮挡住我们要观察的器官，使我们没法诊断。因此，做静脉肾盂造影检查之前的几天内最好不要做其他造影检查，如果已经做了，最好多过几天待钡剂排干净了再来检查。

13. 子宫输卵管造影是怎么回事?

一般得不孕症的妇女都需要积极查找原因，以便进行治疗，子宫输卵管造影就是检查手段之一。这项检查是由计划生育科医生和放射科医生配合完成的，先对患者进行妇科检查，并通过妇科的手段把一根小管子插到子宫口里面，然后通过小管子向子宫里注入造影剂（一般用泛影葡胺），并在X线透视下观察子宫腔的形态及造影剂的流向情况。正常情况下造影剂应该依次使子宫-输卵管显影并经输卵管伞部进入盆腔。造影后45分钟左右，还要再次摄片观察造影剂在盆腔里的聚集情况，正常情况下应该是造影剂很快就弥散开了，没有太多聚集。

通过这项检查，我们可以观察子宫、输卵管的腔内结构，以及管腔的通畅情况等，如果有畸形或管腔不通畅等，很可能就是不孕症的原因。

（刘慧君　王屹　梁皓　程瑾　张萌　赖云耀）

CT

1. 什么是CT检查?

CT（Computed Tomography），即计算机体层摄影，是现代飞跃发展的计算机技术和X线检查技术相结合的产物，它根据人体不同组织器官对X线吸收率不同的原理，经过电脑重组运算，最终得到的影像，相当于人体的一层层横断面，可以更加清楚地显示体内的病变。CT可以对身体各部位进行检查，您只需要躺在检查床上，保持工作人员给您摆放的体位不动即可。扫描过程很短，而且在检查过程中是没有任何不适的。

2. CT可以检查什么？适合检查什么？

CT对人体各部位都可以进行检查，尤其对密度差异大的器质性占位病变都能检查出来。总体上讲，CT检查对各部位的骨折、急性出血比较敏感，对肿瘤的检出很有帮助，除肺炎外，对其他部位的炎症诊断效果稍差。

下面分别介绍各部位CT的优势和劣势。头部CT看骨折、颅内急性出血最好，是头颅外伤等急诊患者的最佳选择；也可以看颅内肿瘤和脑梗死等其他病变，但效果不如MR。脊柱CT（包括颈椎、胸椎、腰椎等）看骨质增生、骨质破坏比较好，但看椎间盘病变、软组织肿块、脊髓病变不如MR。胸部CT对发现肺内各种病变都非常敏感，而对食管的病变则不如上消化道造影和胃镜。腹部CT对腹腔大部分疾病诊断的准确性都很高，但对胃肠道的病变有时不如消化道造影和消化内镜，而对腹腔实质脏器的观察，则和MR各有优势。四肢大关节CT对骨质增生、骨折、骨质破坏等骨质改变观察较满意，但对关节周围软组织、软组织肿块、肌肉病变观察不如MR。此外，CT对甲状腺、阴囊等表浅器官的观察，多数情况下不如超声。

需要注意的是，以上只是大致规律，具体到某个患者，还需临床医生根据情况选择合适的检查，有时可能需要进行多种检查综合分析，以更全面了解疾病的情况。

3. CT的“排”指的是什么意思?

我们经常说“64排CT”、“16排CT”，这个“排”是指什么呢？CT的基本构造是X线发射器和接收X线的探测器，“排”指的是探测器的数目。简单地说，排数越多，也就是探测器的数目越多，旋转一圈可扫描的范围就越大，总体扫描速度就越快。目前64排CT代表了国际上的先进水平，而最新推出的320排CT，甚至可以达到心脏动画扫描。

4. CT检查方法有几种？

CT检查方法包括平扫、增强扫描、造影扫描和特殊扫描。

（1）CT平扫：又称为普通扫描或非增强CT扫描，是不需经过任何准备工作即可直接进行的CT扫描。CT平扫是扫描的常规和增强扫描的基础。

（2）增强扫描：是指向血管内注射造影剂后的CT扫描。为了增加血管及病变组织与周围组织间的对比度，并且观察病变的血供情况，更准确地对疾病做出诊断。

（3）造影扫描：是在对某一空腔结构注入造影剂造影后再进行CT扫描的方法。如脊髓造影CT，胆囊造影CT等。

（4）特殊扫描：是使用各种技术满足不同诊断需要的扫描，如薄层扫描、重叠扫描、靶区CT扫描、高分辨率CT扫描、延迟扫描、动态扫描、CT三维图像重建（3DCT）、CT多平面重组、CT血管造影、CT灌注成像等。

5. 什么是CT造影剂，它的作用原理是什么？

CT造影剂，又叫CT对比剂，均为三碘苯环的衍生物，是含碘的制剂。根据其结构可分为离子型和非离子型，目前临床上大多使用非离子型造影剂。

CT造影剂中，主要起作用的是其携带的碘，它增加了碘分布区（如血管内、富血管组织、甲状腺等）与周围组织的密度对比，从而帮助医生为您做出更为准确的诊断。

6. CT打药（增强扫描）的好处是什么？

（1）多数情况下病变在增强后与周围结构的对比会更清晰，这可以使一些小病灶、平扫中显示不清的病灶显示得更加清楚，从而早期发现病变，减少漏诊。同时，由于病灶显示更清楚，也利于观察病变的确切范围、与周围结构的关系、侵犯及破坏的程度等。

（2）CT增强动态扫描可以显示病变部位的血液供应状况，如，这个病变主要是动脉供血，还是静脉供血；是血供特别丰富，还是基本没有血供。根据病变的血供特点以及肿块强化的均匀程度等征象，可以进行病变的定性诊断。

（3）CTA血管造影检查可以显示大血管的走行情况，用来诊断血管疾病，如肺动脉栓塞、主动脉夹层、动脉瘤等。

7. CT造影剂安全吗？

目前CT检查所使用的造影剂是新一代的非离子型碘造影剂，在临床上使用是安全可靠的，一般不会发生副作用。但因个人的体质差异，在少数情况下可能会发生不良反应，多数是由于过敏。一般不良反应症状很轻，仅表现为恶心、呕吐、皮疹等，短时间就能恢复，不需特别处理。较严重时会表现为轻度低血压、虚脱、广泛的荨麻疹、面部水肿等，反应时间不长，没有生命危险，我们会及时给予对症处理。

但是仍约有 0.01%的患者可能会发生威胁生命的并发症，如血压下降、休克、昏迷、肺水肿、甚至心脏停止跳动等。这些并发症是不可预知的，而一旦发生，我们会和急诊科医生配合，全力进行抢救。

所以注射造影剂后，如果出现皮肤瘙痒、皮疹、头晕甚至觉得呼吸困难等情况，都提示可能是发生不良反应，这时请及时告诉我们，我们会和急诊内科的医生在第一时间对您的情况进行处理。

做完 CT 增强扫描后，请根据自身的情况尽量多喝水（任何可饮用水均可）以加快代谢，利于造影剂迅速从体内排出。

8. 哪些患者不适宜注射 CT 造影剂?

虽然做 CT 增强扫描有多种好处，但考虑到以上安全性因素，并不是所有的患者都适宜注射 CT 造影剂。有下列因素之一的患者，一定要告诉我们，并且慎重考虑是不是要注射造影剂。

（1）以前曾经发生过造影剂过敏反应。如果再次注射造影剂，反应很可能比第一次过敏反应要重。

（2）过敏体质（包括对药物、食品、花粉和油漆等多种物质过敏）。

（3）对碘过敏（鱼虾、海鲜、海带等）。

（4）严重心衰、肾衰、肝功能衰竭。因为身体代谢不好，造影剂不容易排出体外。

（5）以前曾患甲亢，因为碘剂可能会诱发甲亢。

（6）患有多发性骨髓瘤，并伴有肾功能不全。

（7）服用二甲双胍。糖尿病患者如果服用此药，在做CT前需停药48小时，肾功能稳定后恢复用药。

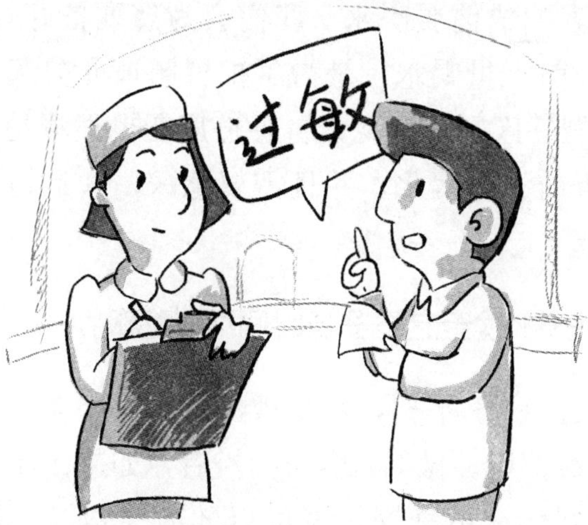

图4　如有碘过敏、甲亢等情况，请及时告诉我们

9. CT检查前需要做什么准备？

和X线检查类似，做CT检查前也需要把检查部位的含金属衣物、饰品去除。例如，做头部CT时，要摘掉帽子、眼镜、发卡等；做颈部CT时要摘掉项链；做胸部CT时，要摘掉项链，脱掉胸罩以及有金属的外套，如果身上有电极片或其他金属物品，也要尽量摘掉；做腹部、盆腔检查的患者，要把腰带、外裤脱掉（脱到膝盖以下就行了）；做足、踝CT需要脱鞋，如果袜子、裤腿下方有金属装饰，则也需要脱掉。

另外，做腹部、盆腔检查以及需要注射造影剂的患者，检查当天还需要空腹，至少空腹4～6个小时。部分患者扫描前要喝水（我们会为您准备好）。腹部CT检查前大量喝水，是为了把胃肠道充盈起来，和其他脏器好区别，且观察胃肠道病变也很清楚；盆腔CT检查前大量喝水，并且需要憋尿，这是为了把膀胱显示好。

10. 做完CT检查之后多长时间可以吃饭?

普通的CT平扫，对吃饭没有任何限制，您什么时候吃饭都行。做CT增强扫描后，如果二十分钟内没有感到什么不舒服，也可以随时吃饭。一般做完CT增强扫描后，建议您大量喝水，以加快造影剂的排泄。

11. 我能一次做全身的CT扫描吗?

有的患者希望一次检查能做多个部位的CT扫描，

经常会问：我能不能把腹部、盆腔 CT 一起做？这次能不能顺便把胸部 CT 也做了？可以肯定地说，CT 机器是可以做到这些的，但是不建议这样做，主要有两个原因：

（1）CT 检查的放射线剂量比较大，而且扫描范围越大，放射线剂量就越大，一次检查做多个部位，就会在很短时间内（几分钟之内）接受大量的放射线照射。所以我们建议有重点地进行 CT 扫描，如果需要检查多个部位，也要尽量分几天进行，而不在一天之内都做完。

（2）不同部位的组织结构不同，最合适的扫描参数也有所不同（放射线强度、扫描间距等）。如果一次检查多个部位，必然所用的扫描参数都是一样的，这样就只能顾及其中一个部位，其他部位的图像质量就会下降，而且会使您接受的放射线照射更多。

所以，我们建议您根据病情需要，有重点地分别进行扫描，而不要一次扫描多个部位。

12. CT 扫描时为什么需要保持不动，并且憋住气？

李奶奶胸部病变需要行胸部 CT 检查。在 CT 检查过程中，CT 室内广播发出声音“请吸气”，紧接着播出声音“请憋住气”，之后检查床移动并且 CT 机器转动，数秒后广播又发出指令“喘气”，此时检查床停止移动，检查结束。但李奶奶在检查过程中没有憋住气，扫描出来的CT图像出现了很多呼吸运动伪影，影响了肺内病变的诊断。

CT扫描与照相类似，当人静止时得到的图像最清楚。因为目前CT机器条件限制，虽然扫描速度已经很快，但还不能在患者自由呼吸的情况下扫描出足够清晰的图像，所以在检查过程中会发出一些指令要求患者短暂屏气，在这种相对静止的情况下，CT可以扫描出清晰的图像，而清晰的图像有利于放射科医师做出正确诊断。

胸部和腹部的呼吸运动比较明显，对图像的影响较大，需要您憋气配合。而头、颈、四肢等部位的CT扫描基本不受呼吸影响，不必憋气，但需要您保持不动，如果扫描时您的身体移动了，特别是检查部位移动了，同样会导致图像模糊，甚至使整个检查失败。张大叔在做下肢动脉CT造影时就范了这个“错误”，注射造影剂后他突然有种想排尿的感觉，于是在扫描时突然把患腿抬起来搭到了另一条腿上，致使患腿的影像完全模糊无法观察；而数秒后造影剂就已进入静脉，即使立即再次扫描也已经错过了观察动脉的最好时机，此次检查基本算失败了。由此可见，做任何部位的CT检查，最重要的就是要保持不动，您的身体活动幅度越小，图像就越清晰。躁动的患者宜尽量在相对平静的时候来做检查，而不能配合的小儿则需待其睡着或给予镇静剂后再行CT检查。

13. 做 CT 检查时，为什么身上不能有金属？做过金属关节置换手术还能做 CT 检查吗？

CT 检查是 X 线检查，而 X 线是很难穿透金属的，扫描范围内的金属物质会使周围产生伪影，局部图像变得很不清楚，而且金属物质体积越大，伪影越重。因此，做 CT 检查时，需要把检查部位的金属物品摘掉；而不在检查范围内的金属，对检查是没有影响的。如果身体内部有金属物质，例如做过金属关节置换等手术，只要金属不在 CT 扫描的范围内，图像质量就不会有什么影响。但如果金属物质在检查范围内，例如肩关节置换以后，做胸部 CT 检查，肺尖那部分就会看不清楚；心脏起搏器置入后，导丝在心脏里面，心脏尤其是冠脉 CT 检查就会看不清楚，这时就需要慎重考虑是不是确实需要做这项检查了。

14. 患者做检查时陪护人员需要注意什么？

由于 CT 检查属于 X 线检查，所以为了减少不必要的照射，陪护人员尽量不要停留在 CT 检查室。在别的患者做检查时，CT 室门口的警示灯会亮，您最好在门外等候；如果这时有需要询问的问题，可以通过 CT 室登记窗口和医生交流。

如果患者年幼或体弱，无法配合检查，需要有您在身边协助时，您需要穿铅衣进行防护。孕妇和 18 岁以下的青少年最好不要陪在旁边。

15. 为什么做 CT 前需要患者或患者家属签字?

因为 CT 检查注射造影剂有一定的危险性，主要是极个别人可能会有过敏反应，而且这种反应现代医学水平是无法预知的。再有，注射会增加一定的费用，所以做检查前需要向您交代清楚，如果需要注射，您是不是愿意承担过敏的风险以及承担这些费用。虽然并不是每个做 CT 检查的患者都需要注射造影剂，但是需要注射的患者很多，我们会提前征求意见并请您签字。因此，在检查前一定要仔细阅读注射造影剂的说明，并且慎重地签上您的名字。

16. 刚做钡餐胃肠道检查后为何不能马上做腹部 CT?

王大爷因为上腹部不适看消化科门诊，门诊医生经详细问询查体后怀疑胃肠道病变，开了上消化道钡餐检查。王大爷来放射科行钡餐检查后发现胃部疾患，医生建议他进一步行胃镜和腹部 CT 检查明确病变性质。但王大爷来放射科 CT 室欲行腹部 CT 检查时，却被告知当天不能做腹部 CT 检查，建议钡餐检查至少三天后再来，以免肠道内钡剂的干扰。王大爷不解，经放射科 CT 室登记人员的详细解释才离去，并去预约中心重新预约下次腹部 CT 检查时间。

上述王大爷的经历，在 CT 检查过程中“无功而返”，而不得不再次改约时间，临床上常常能碰到。经胃肠道钡餐检查发现病变后，患者常会进一步检查如行腹部 CT。如果腹部 CT 检查距离钡餐检查时间较短，肠道内还有钡剂残留，由于 X 射线不能穿透高密度的钡剂，会导致图像出现较严重的伪影，将导致漏诊、误诊的发生。为了避免这种情况，放射科工作人员一般建议患者在钡剂排净后再行腹部 CT 检查。大部分人在两三天内能将钡剂完全排出体外，而对于部分便秘患者，则相应的会延长时间。

另外，有些患者就诊时，临床大夫会同时开钡餐检查和腹部 CT 检查，而这种情况下，建议患者先做腹部 CT，再做钡餐检查，以免钡剂干扰腹部 CT 检查，从而节省时间，避免像上述王大爷那样无功而返的经历。

17. 泌尿系 CT 为什么比别的部位 CT 检查时间要长?

王女士在 B 超查体中发现肾积水，来放射科 CT 室进一步行泌尿系 CT 检查。在检查过程中，王女士接受含碘造影剂注入体内行增强检查。整个检查过程，王女士在检查床上躺了将近十分钟后才结束检查。王女士很纳闷，为何自己躺在检查床上的时间比之前的患者要长?

首先需要了解的是，王女士躺在检查床上的十分钟时间并不是接受射线的时间，而是由于泌尿系 CT

检查过程中间有一段较长的等待时间。泌尿系 CT 检查包含有一个延迟的扫描时期，需要观察注入体内的含碘造影剂经肾脏排泄入膀胱的情况，从而诊断相关疾病如肾积水、输尿管梗阻等。由于疾病的复杂性，不同患者的患肾将含碘造影剂排入膀胱的时间也不一样，这就需要患者配合放射科工作人员，躺在床上保持身体不动并在一段时间后行延迟期扫描。在某些特殊情况下，放射科工作人员还会通知患者先坐起来几分钟，再躺下延迟扫描，或者先下检查床并在 CT 室外等候半小时到数小时后再次行延迟期扫描。

另外，不仅是泌尿系 CT 检查，还有其他检查如静脉肾盂造影等，由于所患疾患不同，致使检查过程不同，这其中就包括检查时间的长短不同。总之，由于个体差异和所患疾病不同，医学诊疗有相当的个体化因素存在，诊疗经过并不是每个人都一样。

18. 头部 CT 检查的范围有多广？脑肿瘤、垂体瘤、鼻咽部肿瘤、眼眶内肿瘤以及口腔肿瘤等一些在头部的肿瘤，都能够用头部 CT 检查出来吗？

头部 CT 检查，基本范围是从听眦线（外耳孔与外眼眦之间的连线）到颅顶，检查内容就包括颅内的各个结构，包括大脑、小脑、脑干以及颅骨等。

由于头部 CT 的范围比较高，所以检查的内容就只是以脑部为主，比如脑肿瘤能检查出来。垂体瘤、耳部及眼眶内的疾病有时也能从普通头CT中观察到，但由于局部解剖较为精细，漏诊、误诊比较多，所以往往需要做专门的垂体、内听道、眼眶CT或MR检查来进行诊断。至于鼻咽部和口腔，位置较低，均不在普通头CT的扫描范围之内，也需要做专门的鼻咽部、口腔CT或MR来诊断，但大部分口腔疾病不需做CT检查。

（程瑾　程敏　赖云耀　王蓓　袁飞）

冠脉CT

1. 什么是冠心病?

冠心病的全称是冠状动脉粥样硬化性心脏病，是指冠状动脉（为心脏供血的动脉）发生动脉硬化，造成血管狭窄或血管痉挛，从而使心脏缺血的一种心脏病。如果心脏缺血时间很短，一般心肌细胞还是活的，称为心肌缺血；如果缺血时间比较长，心肌细胞就会死去，也就是心肌梗死。

冠心病的发病率在欧美等经济发达的国家比较高。近年来，其发病率在我国有逐渐上升的趋势，总的来说北方高于南方，城市高于农村。

有两点需要特别强调的，一是动脉粥样硬化的病变是全身性的，发生在冠状动脉就会得冠心病；发生在脑部血管，就会得脑血管病（脑缺血、脑梗死、脑出血等）；若发生在肾动脉则会引起肾动脉狭窄，甚至肾性高血压、肾衰竭等。有很多得冠心病的患者都同时得过脑血管病。因此，冠心病的预防和治疗应是全身性的。二是其实很多人都患有冠心病，但因为平时没有症状就没有加以重视，病变继续发展，就会突然得急性心肌梗死。得急性心肌梗死的人当中，有一半以上都是平时没有症状的。因此早期诊断冠心病非常重要。

2. 冠心病胸部疼痛的特点是什么？

典型的心绞痛症状有以下 4 个基本特征：疼痛部位、疼痛与运动的关系、疼痛特点和疼痛持续时间。

（1）疼痛部位：典型心绞痛位于胸骨后，可以向胸部两侧、两上臂（左侧常见）远至腕部，以及颈、颌部放射。也可向背部放射，但不常见。最常见的是，胸痛始于其中某一个部位，然后仅向胸部中央放射，但是有时完全与胸骨区无关。如有些人表现为上腹痛，常被误诊为胃病而耽误治疗。

（2）疼痛与运动的关系：多数情况下，运动、情绪激动（或其他应激情况）时心肌氧耗增加，可诱发心绞痛，并在休息后迅速缓解。

(3) 疼痛特点：症状的严重程度因人而异，可为轻微局限性不适，也可以是非常严重的疼痛或压迫感、绞榨感甚至濒死感。

(4) 疼痛持续时间：体力活动诱发的心绞痛，通常中断活动后1～3分钟内可自行缓解，但在非常剧烈的活动后可以持续10分钟以上。情绪激动诱发的心绞痛的缓解比体力活动诱发的缓解要慢。

多数患者能清晰地描述前两个特征，但对后两个特征的描述，则含糊不清。临床医生会根据情况进行相应的检查来明确诊断。

3. 哪些人容易得冠心病?

目前还没有发现冠心病的确切病因，但很多因素都和冠心病的发生关系很大，叫做高危因素。冠心病的高危因素有很多，如高龄、男性、吸烟、家族史(即亲属中有人得冠心病)、高血压、高脂血症等。

4. 冠心病的检查方法有哪些?

冠心病的检查方法有很多，临床医生会根据您的症状和查体所见，以及心电图、放射性核素、超声心动、心肌酶学等辅助检查作出综合判断。目前能够直接观察到冠状动脉病变的检查包括冠状动脉造影术、冠状动脉CTA和冠状动脉内超声（IVUS）等影像学方法。

冠状动脉造影术应用于临床的时间较早，技术成熟，被认为是诊断冠心病的金标准（也就是最准确的检查）。简单来讲，这种手术是通过大腿根部的股动脉，插入一根很细的导管到心脏冠状动脉开口处，向导管里注射造影剂，就可以使冠状动脉显影成像。它能直接显示冠状动脉的狭窄程度，并且可以同时进行球囊扩张和支架置入等治疗。但这项检查的费用较高，技术难度比较大，而且存在着各种各样的手术风险，创伤也远比冠脉 CTA 大。

冠状动脉内超声与冠状动脉造影术类似，是通过导管把超声探头送到冠状动脉里面进行观察。这项检查也有较大的创伤，费用最高，技术难度也比较大。

冠状动脉 CTA，也就是冠状动脉 CT 血管成像，是用 CT 扫描的方法来检查冠状动脉的狭窄程度。前面说过，身体的移动会使 CT 图像变得不清楚，同样，心脏的跳动也会使心脏血管的图像变得模糊不清。而 64 排螺旋 CT 的出现使这一问题得到很好的解决，我们可以监测心电图，并且用很快的速度进行扫描，心率低于每分钟 75 次时，我们就可以得到很清楚的图像。此外还有双源 CT，它的扫描速度更快，使得心率偏快的患者也能够完成这项检查，目前有些医院已经在使用。

5. 冠状动脉 CTA 检查复杂吗?

冠状动脉 CTA 和冠状动脉造影术比较起来，最大的优势就是简便、快速和无创、安全。以 64 排螺旋 CT 为例，整个检查过程仅需要 10 分钟左右，您只需要平躺着，配合我们呼吸就可以了。

在这里简要地介绍一下冠状动脉 CTA 检查流程。在检查之前，需要把心率控制在每分钟 75 次以下（70 次以下更佳），并且心跳要规律，因为心跳太快和心律不齐（如早搏、房颤等）都会使图像不清楚。具体如何控制，您可以向心内科的医生咨询。检查当天早晨需要空腹（不用停药，早晨的药物还是按时吃），如果有糖尿病，您可以带几块糖来，以免发生低血糖。检查时会在您的胸前贴电极片，接上心电监测设备（类似于心电图），然后对您进行屏气训练，最后在您的胳膊上扎针留置输液管，以便注入造影剂。扫描的过程中，会反复嘱咐您吸气、憋住气等，这是为了减少呼吸运动对图像的干扰，这需要您的密切配合。在造影剂注入体内时，您可能会感觉身体发热和口干，这些是正常现象，几分钟就会消失的，不必惊慌。检查结束后，您需要按住胳膊上的针眼，压迫止血几分钟，并且休息一会儿，如果没有什么不舒服就可以离开了。回去以后建议您大量喝水，加快造影剂的排泄。

6. 冠状动脉 CTA 检查为什么要注射造影剂?

在没有注射造影剂时，CT 平扫观察到心脏的肌肉和血管密度都差不多，很难区分。造影剂就像是“染色剂”，这种物质密度很高，在 CT 的胶片上显示为很明显的“白色”。当把它通过静脉注射到体内后，它会顺着血液回流到心脏，然后到达冠状动脉，我们这时立刻进行扫描，就会看到冠状动脉里面充满了“白色”的造影剂，而心脏肌肉里还没有或仅有少量造影剂，密度比较低，两者明显区分开来，就得到了冠状动脉清晰的图像。因此，冠状动脉 CTA 检查必须注射造影剂。

7. 做冠状动脉 CTA 检查为什么要贴上电极片?

在做冠脉 CTA 检查前，医生会在您的胸前贴上三个电极片，与做心电图检查非常相似，这是为什么呢？其实，这和心电图一个道理，就是要采集您的心脏跳动的信息，一方面，如果存在严重的心律不齐，如早搏等，那么 CTA 检查的效果就会大打折扣，医生会建议您放弃检查，选择其他的检查方法；另一方面，在检查的过程中，CT 机会配合您的心电节律，选择最佳的扫描时机，检查完成后，医生也需要根据心电节律选择合适的图像进行血管的后处理成像工作，以期得到最清晰准确的冠脉图像。以上所说的就是心电门控技术，除了冠状动脉 CTA，这项技术还应用于许多其他的检查项目，对您的身体没有任何损害，您无需紧张，只需要配合医生即可。

8. 所有的 CT 设备都可以做冠状动脉 CTA 检查吗?

心脏是不停跳动的器官，若想将它的影像清晰地记录下来，可不是一件容易的事情，需要极快的扫描速度，大量的数据处理功能以及心电门控技术。这在普通 CT 机上是不能完成的，需要多排螺旋 CT 才能获得优良的冠状动脉图像。近几年多排螺旋 CT（Multi-detector row spiral CT，MDCT）发展极为迅速，从 1998 年国际上第一台 4 排 MDCT 问世，至 2004 年底推出的 64 排 MDCT，中间经过 8 排、16 排、32 排等过渡产品，仅仅用了 6 年时间。这其中，以 64 排螺旋 CT 的功能最为强大，做冠脉 CTA 效果最好。目前还有更为先进的 CT 机不断研发并应用于临床，如电子束 CT、双源 CT 等，最新推出的 320 排螺旋 CT 甚至可以达到心脏动画扫描，使得冠脉 CTA 对心率的要求大大降低。

9. 与冠状动脉造影手术相比，冠状动脉 CTA 的优势是什么?

简单说来，多排螺旋 CT 检查心脏冠状动脉的优势可以归纳为以下几点：

（1）检查时间短。

（2）辐射剂量降低，将X线对身体的损害降至较低的水平。

（3）患者无需特殊准备，可正常吃饭、正常休息，无需住院。

（4）准确性高，后详述。

（5）费用低，比常规冠状动脉造影的费用低至少一半以上（各家医院有一定差别）。

（6）检查适应证广，包括冠心病、瓣膜病、心肌病、先心病、风心病、心脏肿瘤、冠脉开口变异、动脉瘤以及心脏血栓等心脏性疾病，均可检查。

10. 冠状动脉CTA诊断冠心病准确吗？

诊断冠心病最基本的依据是判断冠状动脉有没有狭窄以及狭窄的程度。现在冠状动脉CTA诊断冠心病的敏感性和特异性分别达到98％及88％左右，与冠状动脉造影诊断的准确率非常接近。需要特别提出的是，冠状动脉CTA的阴性预测值很高，这是什么意思呢？就是说，如果冠状动脉CTA检查结果是正常的，那么基本可以认为您没有得冠心病。因此这项检查对于普遍筛查冠心病具有重要的作用。

此外，冠状动脉CTA还具备很多特别的优势。冠心病患者的冠状动脉里一般都有很多斑块，一些是牢牢粘在管壁上不易脱落的硬斑，而另一些则是容易脱落的软斑，软斑一旦脱落，就会发生急性心肌梗死。如果检查到血管里有软斑，就可以早期进行积极治疗，预防心肌梗死的发生，因此对斑块性质的判断非常重要。冠状动脉造影术不能直接观察斑块本身，只能看到血管狭窄；而冠状动脉 CTA 能够直接观察到斑块，并且判断斑块的性质，为临床医生诊治您的病情提供帮助。

11. 冠状动脉 CTA 和冠状动脉造影术有冲突吗？

当您在受着冠心病困扰的时候，对于这两种检查方法，可能会面临困难的选择，担心两者会有冲突。其实两种检查之间没有什么冲突和矛盾，合理运用会给您带来许多好处。例如，有些急性心肌梗死的患者，症状刚刚发生几个小时，需要立刻疏通血管，否则心肌梗死的面积会进一步加大，这时就需要尽快做冠状动脉造影术，而不要在 CTA 上耽误时间。有些患者，心脏上的冠状动脉长得和别人不太一样，如果直接做冠状动脉造影术，可能会找不到正确的血管，操作起来比较困难；而如果事先做冠状动脉 CTA 检查，就能提前看到这种变化，造影手术会做得比较顺利。此外，安放过支架或做过搭桥手术的患者，血管还可能再次狭窄，所以需要定期复查；如果每次都复查冠状动脉造影术，痛苦会比较大，这时就可以选择冠状动脉 CTA 这种无创性的检查，同样可以准确地判断有没有发生再次狭窄。

12. 冠状动脉 CTA 能够完全替代冠状动脉造影术吗?

和冠状动脉造影术相比，冠状动脉 CTA 相对安全、无创、简便、快速，一次检查不仅可以分析冠状动脉的狭窄程度和斑块情况，而且还能清晰显示心脏的结构，在很大程度上可以替代冠状动脉造影术的诊断作用。冠状动脉 CTA 的危险性和普通 CT 增强扫描的危险性一样，主要是造影剂的过敏反应；而冠状动脉造影术中用的也是同样的造影剂。冠状动脉 CTA 的不足在于，只能用于诊断，无法同时进行治疗，且对冠状动脉狭窄率判断的准确性不如冠脉造影手术，所以不能完全代替后者。

13. 冠状动脉 CTA 检查除了判断冠脉狭窄程度，还有哪些诊断价值?

判断冠脉狭窄程度是冠状动脉 CTA 众多功能中的一个，其他的诊断价值还包括：

（1）评估冠脉斑块。研究表明，冠状动脉管壁上钙化灶越多，罹患冠心病的风险就越大，因此将钙化灶量化分析就显得尤为重要，最成熟的方法就是钙化积分分析，它最初源于电子束 CT。目前电子束和螺旋 CT 均可以进行钙化积分研究，两者有很好的一致性，从电子束研究获得的广泛经验也适用于螺旋 CT。但应用回顾性心电门控容积扫描技术和部分重叠的图像重建，螺旋CT关于钙化测量的可重复性明显优于电子束。不过，钙化积分只能对冠脉病变的严重程度进行人为定性的评估，对于实现真正容积数据采集的多排螺旋CT，斑块测量软件的应用以及斑块成分的直接分析才是目前研究的热点，多排螺旋CT可以直接测量并推断斑块的性质，对于冠心病的诊疗有着很大的帮助。

(2) 明确冠脉起源异常。冠状动脉可发生变异和畸形，多数为冠状动脉起源异常，临床上不少见。该类疾病给常规血管造影的操作带来困难，而且少数患者，由于导管未能插入异常起源的冠状动脉而可能被误认为该支冠状动脉缺如。另外，常规血管造影对异常起源的冠状动脉与心脏各房室结构关系的显示不理想。而螺旋CT可直观显示异常起源的冠状动脉与主动脉的连接关系及其与心脏各房室结构的关系，对其管腔评价也有优良价值。

(3) 诊断壁冠状动脉。冠状动脉主干及其主要分支近段多行走于心外膜下脂肪内或心外膜的深面，有时浅层心肌覆盖了上述某一血管段，该部分心肌被称为心肌桥，多为心室心肌，被心肌覆盖的血管段称为壁冠状动脉，多见于左前降支，也可见于左回旋支或其他主要分支。螺旋CT对肌桥的诊断具有一定临床应用价值，其直接CT征象是上述血管段由不同厚度和范围的心肌组织覆盖。与该血管段两端走行正常的血管相比，壁冠状动脉的边缘有时模糊，偶尔可见血管偏细。在心脏原始横断面 CT 图像上可直接显示上述 CT 征象。对于心肌桥较厚的患者，CT 能较好地显示壁冠状动脉与心肌桥的关系，有助于壁冠状动脉长度和心肌桥厚度的评价。对于心肌桥很薄的患者，CT 对其诊断也许有一定困难。目前，由于受到时间分辨率的限制，多排螺旋 CT 在心室收缩期获取的冠状动脉 CT 图像大多不能满足影像学评价，所以，它对壁冠状动脉在心室收缩期的狭窄程度评价有限度。

14. 冠状动脉搭桥术后的患者能进行冠状动脉 CTA 检查吗？

答案是肯定的。冠状动脉搭桥术大家可能都不陌生，它的全称是冠状动脉旁路移植术，是将身体内的其他正常血管取下，吻合在狭窄的冠状动脉的两端，使血液可以通过这根正常血管来供应心肌，形似搭在病变血管上的一座桥。心外科医生根据病情一次手术往往要搭好几根桥，手术之后，桥血管是否保持通畅是影响疗效和是否再次发病的重要因素。冠状动脉 CTA 能直观和整体地显示桥血管及其连接关系，细致展示吻合口情况，可靠地诊断桥血管通畅程度，深受心外科医生的青睐，同时也为患者提供了搭桥术后随访的无创检查方法。

15. 什么样的人适合做冠状动脉 CTA？

没有症状的人，在筛查有没有冠心病时，首选冠状动脉 CTA 检查。如果结果正常，则可以基本放心，反之则应该引起重视，并且在医生的指导下进行保健和治疗。

已经确诊冠心病的患者，往往需要定期复查冠状动脉病变的进展情况，无创伤的冠状动脉 CTA 检查可以作为首选。

冠状动脉支架置入术后以及冠状动脉搭桥术后的患者可选用冠状动脉 CTA 检查进行随访观察。

16. 什么样的人不适合做冠状动脉 CTA？

尽管冠状动脉 CTA 检查具有很多不可比拟的优势，但是并非每个人都能接受该检查。

由于心脏在不停地跳动，所以心率对冠状动脉 CTA 检查的影响最明显。最理想的情况是心脏缓慢有规律地跳动，心率低于 70 次/分钟比较合适。心率过快和心律不齐都会导致图像质量显著下降，甚至检查失败。因此，在检查前，需要先了解自己的心跳情况，如果您的心率过快或有心律不齐，就需要向心内科的医生求助，可以通过药物进行控制，以便完成检查。

此外，冠状动脉 CTA 使用的造影剂含有高浓度的碘，与其他 CT 增强所用的造影剂是一样的，因此，具有过敏体质、对碘（海产品等）过敏、患有甲亢以及心、肾功能不全的患者都不能注射造影剂，否则可能会造成严重后果，甚至危及生命。

17. 冠状动脉 CTA 检查对身体有害吗？

X 线对身体有不同程度的损害，其危害程度与接受照射的累积时间（一共照射了多长时间）、剂量和次数相关。CT 检查时，您要受到 X 线的照射，其射线剂量有多大，我们和您一样十分关心。总体来讲，CT 属于较高放射剂量的检查，完成一次冠状动脉 CTA 检查和其他部位的 CT 检查所接受的剂量差不多大，冠状动脉造影术同样也要接受较大剂量的放射线照射。您在接受检查时，我们会指导您做好放射防护。一次检查可以看做是相对安全的，相比冠心病的危害，排除隐患的代价是极其微小的。对没有症状的人群，一年或两年复查一次对身体没有太多危害，而对于有症状或有高危因素的人群，定期复查也是必要的。

（吴舰）

MR

1. 什么叫磁共振?(MR, Magnetic Resonance)

磁共振成像(MRI, Magnetic Resonance Imaging)是一种磁自旋成像技术。人体里的原子核(这里主要是指氢质子,也就是人体内数量最多的原子核)都带有正电荷,并且有自旋现象,就相当于一个个小的自旋磁场。在外界强磁场的影响下,这些原子核的自旋轴重新排列,当受到特定频率射频脉冲的激发时,原子核吸收一定的能量,引起共振效应,进入高能状态,这就叫做核磁共振。射频停止后,原子核会将它们吸收的能量释放出来并回到原来的排列状态。不同组织的氢原子核释放能量的快慢不同,会产生不同的信号,这些信号可以用探测器检测到。把这些信息输到计算机中进行复杂的运算和处理,再用转换器把图像重建出来,就是核磁共振成像。

2. "核磁共振"与"磁共振"是一回事吗?

"核磁共振"最初是用于描述一种物理现象,即原子核在强磁场中自旋轴发生偏转,平行于主磁场方向,在射频脉冲的激发下,与之频率相同的原子核会吸收能量发生共振,简单地说,就是"核"在"磁"场中发生共振的现象。这种现象后来被应用于人体成像，就称为“核磁共振成像”。但名称中的“核”容易使人误解，以为与放射性核素有关（例如核医学即如此），其实，其只是代表人体自身的原子核而已，因此为了强调这项检查只是利用外界强磁场的作用，与“核”无关，后来就改名为“磁共振成像”。

3. 什么叫3.0T?

磁场强度单位用特斯拉（T）表示，3.0 T MR指的就是磁场强度达3.0特斯拉的磁共振（MR）系统，属于超高场系统。可以做个比较，地球磁场在赤道处强度大约是0.00005 T。常用的核磁共振系统的场强从0.1 T到3.0 T不等。简单地说，场强越高，获得图像的信号噪声比（信噪比）和分辨率越高，图像就越清晰，其造价也越昂贵。3.0 T是目前国际上允许人体使用的最高场强磁共振，用于做动物实验的磁共振还可达8.0 T。

4. 场强为3.0T的磁共振机器做出来效果比1.5T的机器好吗?

一定条件下，拥有更高磁场强度的MR设备将能够得到更好的图像信号噪声比，也就是获得更高的图像质量，但同时其对运动将会更加敏感，也就是说患者的呼吸运动可能会产生更明显的伪影，从而降低图像质量，因此腹部 MR 对患者的呼吸配合要求更高。目前已经广泛应用于临床的 1.5 T 扫描仪完全能胜任疾病的诊断。

5. 来医院做磁共振（MR）都能检查什么？

目前，MR 主要检查内容包括：颅脑、颈胸腰椎及脊髓、心脏大血管、全身各关节（如肩关节、膝关节等）、胸腹腔、盆腔及乳腺等。

6. MR 和 CT 有什么不同？

磁共振成像技术是 20 世纪 80 年代初才应用于临床，之后发展迅速，这比 X 线片以及 CT 应用于临床要晚很多。MR 和 CT 的成像原理完全不同，CT 利用 X 线的穿透性，反映人体不同组织间的密度差异，再经过计算机处理重组出人体断层图像。MR 则是利用人体内氢质子在磁场中的排列规律成像。简单地说：CT 利用 X 线成像，MR 利用磁场成像。MR 成像的原理要复杂得多，所以有很多人都觉得 MR 好像比 CT 更“先进一些”。事实上各种医学影像技术都是不断进步并完善发展的，因为成像原理不一样，所以检查病变的侧重点也不一样，各有优缺点，不能笼统地说 MR 比 CT 好。

和 CT 比起来，MR 检查的主要优点有：1）MR 检查没有 X 射线，不会像 CT 那样产生对人体有损伤的电离辐射；2）MR检查可以在任意方向上扫描（一般多做矢状位、冠状位、轴位三个方向），而且可以做多个序列，从多种角度进行观察，不像CT那样单一；3）MR图像中没有CT图像中常见的骨性伪影，能使脊柱中的脊髓和神经根显像清晰，所以对脊髓病变的检查有很大优势；4）MR对软组织有极好的分辨力，这一点远远超过CT。

但MR检查也有几乎无法克服的缺点：1）检查时间较长，一次扫描成像需要十几分钟甚至几十分钟，需要您长时间保持一个姿势不动，所以体质很弱或者躁动的患者是很难坚持完成检查的；2）MR检查很难显示钙化灶，如果需要观察病变有没有钙化，还需要参考CT检查，MR对微小骨折的判断也不如CT准确；3）体内有金属的患者会受到很大限制，即使是安全的金属材质，如果在扫描范围之内，也会产生很重的金属伪影，影响图像的质量。

所以您需要做什么检查，最好听从医生的建议，而不要以为MR一定比CT好。

7. MR检查什么部位效果更好一些？

常规的MR检查，软组织对比好，图像分辨率高，对于颅脑、脊柱（尤其是脊髓）、子宫及直肠等盆腔器官、各个关节及肌肉有很好的成像效果，可以很清楚地观察病变。但对于骨骼、气体的显示效果较差，如果检查部位有金属（比如关节置换的关节假体），图像就会严重变形，影响观察。

8. 我来做 MR 检查要注意什么?

在预约处预约核磁检查时，您会得到一份检查注意事项，请详细阅读，并认真思考自己是否严格符合要求。事项的主要内容大致包括：

（1）装有心脏起搏器及体内有松散金属物（如体内金属异物等）的患者不能做此项检查，因金属物品在强磁场中会移动位置且产生热量，可能会造成划伤、烫伤。

（2）检查前需要取下一切含金属的物品，如手表、眼镜、项链、活动假牙、假眼、纽扣、皮带、助听器等及磁卡等磁化物品。除以上原因外，磁卡还会在强磁场下消磁，手表等也会遭到损坏。

（3）做过心脏或血管手术，装有动脉金属夹、金属支架、气管切开金属管或骨科金属内固定物等的患者，检查前必须向当时做手术的医生询问清楚，这些材料的说明书上有没有标明可以做核磁检查，如果清楚地标明了，那么做核磁检查还是安全的，否则就不要轻易冒险来做检查。

（4）检查前最好不要化妆，不要用摩丝、头油，不要染发等，因这些化工产品中可能含有极少量的金属成分，可能会在检查中产生伪影，影响图像质量。

（5）做腹部盆腔检查的患者，检查前8小时空腹，不过不用停药。做其他部位检查的患者不需要空腹，也不用停服日常药物。

（6）对难以配合检查的儿童或神志不清者，为防止躁动，影响图像质量，建议在临床医师的指导下适当使用镇静剂。

9. 听说核磁机器就是个大吸铁石，我把钥匙这类东西抓在手里或放在裤兜里带进去能有危险吗？

您在医院见到的这个磁体拥有巨大得惊人的“吸力”。核磁机器中磁场强度的单位是特斯拉（T），1T就是10000高斯（G），是很强的磁场。现在综合医院使用的多是1.5T或3.0T的机器，磁场强度越大，对金属物品的吸力就越大。例如铁钥匙、钢镚这种东西，如果不小心带进核磁检查室而又没有抓牢的话（比如，放在衣服兜里），就很有可能突然飞出来，砸到核磁机器的孔洞（磁体中心）里面去。对于3.0T的核磁机器，铁质物体飞到磁体中心的速度甚至可以和手枪子弹的速度差不多，如果您这时正躺在磁体内部，就会非常危险，请您万万不可掉以轻心！

钥匙已经这样可怕，轮椅、氧气瓶、病床就更可谓是“重磅炸弹”，它们一旦飞向磁体，足以彻底毁坏整台设备。

10. MR 检查时，若佩戴金属或磁卡进入，会造成何种后果？怎样避免这种情况发生？

有磁性的金属会被磁线圈强大的引力吸走，对设备而言是损坏磁共振机器；对患者而言会有身体危害，比如金属假牙强力脱落造成口腔出血，心脏起搏器停止工作导致患者死亡，骨折内固定钢板钢钉被吸出引起二次骨折、刺破身体等，有些金属吸收能量发热，会灼伤患者；对被带入的物品而言也会造成损害，如银行卡将被消磁无法使用，手表会停止走动等，所以严禁带有磁性的金属或磁卡进入 MR 检查室。

您来做检查时，我们会认真询问您身上的各种金属物质有没有摘掉。同时，我们还会用一种敏感的金属探测器来确认您衣服里有没有危险的金属。当然，为了您自身及财物的安全，同时也需要您在来之前认真地做好准备，确保身上没有金属及磁卡。

11. 做 MR 检查的时候是不是很吵？对我的听力有没有害处？

MR 机器运行起来的确声音很大，且场强越大，声音就越大。这么大的噪声对听力是有一定损害的，所以一定要对听力做保护，一般我们会准备好棉花、耳塞等物品请您塞住耳朵。但即使这样，有些人还是无法忍受这种很大的噪声，这时就需要根据您个人的情况，决定是否取消此次检查。

检查之后，您可能会在短时间内感到耳鸣，这是正常的，而且在几个小时之后就会自然消失，因此不用担心。

12. MR 检查对身体有没有什么危害?

一般来讲，强磁场对人体并没有什么危害，MR 检查对人体是安全的。但如果身上有金属物品，就可能会有危险，所以您在检查之前，一定要把危险的金属物品都摘掉。此外，前面也讲过，做 MR 检查时，机器会有很大的噪声，可能会对听力有一定的损害，我们会为您做听力保护。

13. 我怀孕了，可以进行 MR 检查吗?

目前认为，怀孕 3 个月内的孕妇不可进行 MR 检查。这主要是考虑到胎儿发育的前 3 个月是一个非常敏感的时期，强磁场可能对发育中的胎儿产生生物效应，干扰干细胞的正常分化。孕中期、孕晚期的孕妇一般也不建议行 MR 检查，除非病情特别需要，且磁场场强不可高于 1.5 T。因为关于高场强 MR 对孕妇的安全性研究还比较少，会产生何种影响还不能确定，因此孕妇应尽量避免行 MR 检查。

14. 我进到MR仪器那个洞里边会很害怕怎么办？

有些人进入封闭的空间后会有一些紧张情绪，而MR仪器的内部恰恰就是一个很狭小的圆筒形孔洞，容易使人感到害怕。其实检查时，除了噪声比较大，磁场本身对人体并没有什么危害，只要身上没有金属物品，在磁体里边还是很安全的，而且我们随时可以通过话筒与您对话，您有什么不舒服都可以立刻告诉我们，所以您完全可以放松精神，只要保持姿势，完成检查就可以了。如果您在进入磁体后还是感到非常焦虑、恐惧，并且放松不下来，那么您可能有“幽闭恐惧症”。

幽闭恐惧症是一种在封闭空间内感到明显而持久的过度恐惧的疾病。3%～10%的受检者会在MR检查过程中出现紧张、恐慌等精神反应，甚至不能完成检查。这时请您告诉我们，我们会中止并取消这次检查。

15. 为什么我做CT血管检查时一定要打造影剂，而做MR的血管检查时却没有给我打药？

CT检查的软组织分辨率比较低，血管和其他软组织密度差不多，不容易分辨，只能靠注射造影剂才能把血管显示出来，因此CT血管检查一定要注射造影剂。而MR可以应用各种技术，把流动的血液显示出来，而周围静止的组织信号被抑制下去，这样不必注射造影剂，也可以观察血管的状况。

16. MR 检查的图像那么清楚，为什么有些检查还要注射造影剂？

和 CT 检查一样，MR 检查有时也需要借助造影剂来诊断病情。

（1）MR 观察软组织一般都会很清楚，但有的时候，病灶和正常组织的信号强度会差不多，我们还需要借助造影剂来把它们区分开。尤其是已经得肿瘤的患者，想了解肿瘤有没有转移，最好是注射造影剂，这样可以检查出比较小的转移病灶。

（2）注射造影剂后，我们可以很清楚地观察病变的血液供应情况，看看病变是血供丰富还是血供稀少，是动脉供血还是静脉供血，这对于判断病变的良恶性是很有意义的。

（3）一些大血管的检查也需要注射造影剂，这样能够清楚地观察大血管的病变。有些部位（如头部、颈部）的大血管检查可以不注射造影剂，我们使用特殊的技术可以使血管清楚地显示出来。但这种技术在其他部位（如双下肢动脉）使用效果不好，血管还是看不清楚，所以还需要注射造影剂来显示。

17. MR 造影剂安全吗？

MR 造影剂有很多种，最常用的主要成分是钆的金属螯合剂。这种金属螯合剂是没有毒性的，而且会很快从体内排出，所以是安全的制剂。和 CT 造影剂相比，核磁造影剂更加安全，但对于有些人也存在一定的危险性。

对钆剂过敏的人非常少，比对碘剂（CT 造影剂）过敏的人要少得多。但如果您有过敏体质，过敏的可能性就会比较大，需要小心，最好不要注射这种造影剂。

钆剂主要通过肾排泄，所以肾功能不好的患者，可能会有造影剂存留在体内排不出去，比较危险。而且，对这些患者，钆剂可能会进一步使肾功能减退，加重病情，所以最好不要注射造影剂。

此外，钆剂会通过胎盘进入胎儿体内，可能对胎儿有害，所以孕妇如果做核磁检查，最好不要注射造影剂。

18. 为什么做 MR 检查需要那么长时间?

很多做过 MR 检查的患者可能都很奇怪，拍一张 X 线片只要不到一秒就拍完了，做 CT 检查也几分钟就做完了，连最复杂的冠状动脉 CTA，都只需要十分钟左右就可以完成；可是做一次 MR 检查，却短则十几分钟，长则几十分钟甚至一个小时。为什么做 MR 检查要那么长时间呢？这和 MR 的成像原理有关。

X 线片、CT 检查都属于 X 线检查，当 X 线穿过人体，仪器接收到并记录下这个信息，成像就可以完成了，速度很快。而 MR 检查，是机器通过各种方法，激发人体里的氢质子产生共振，激发完成一段时间后，共振的信号会产生变化，仪器再去接收这个信号的变化情况，才能产生图像。不同的激发方法、不同的时间间隔都会产生不同的共振信号，得到的图像也大不相同，这就是所谓的不同序列。每个序列时间长短不一，平均下来大约要两到三分钟左右，而每个部位的 MR 检查都由三五个甚至十几个序列组成，加起来时间就很长。如果注射造影剂，一般还要再多增加两到三个序列，时间会更长。

19. MR 检查的时间很长，我可以在做 MR 的时候睡觉或听音乐吗？

由于 MR 检查过程中射频脉冲会发出多种有规律的较大声音，恐怕您很难睡着。而且对于腹部 MR 等检查，由于常常有“吸气-呼气-屏气”的指令，您需要配合指令做检查，所以不可以睡觉。至于是否可以听音乐的问题，目前的确有 MR 专用的耳机，但是多用于脑功能成像的研究中，而以娱乐受检者为目的的 MR 耳机还基本很少使用。我们平时应用的耳机是绝对不可以带到核磁检查室的，以免发生危险。

20. 我能不能一次做多个部位的 MR 检查？

一次仅可以做一个部位的 MR 检查，如双膝 MR 一般分为左膝、右膝分别检查，是两个部位，原因如下：

（1）不同部位的 MR 检查，都有相应部位的特殊线圈，线圈一般是用来接收磁共振信号的。线圈的大小和形状是根据人的相应部位的大小和形状设计的，所以只能接收这个部位的信号，接收不到别的部位的信号。一般为了保证图像的质量，线圈都不会做得太大。就拿腹部 MR 来说，线圈能接收到信号的上下范围很窄，所以一次检查只能显示一部分脏器（如肝 MR、肾 MR 是两项检查），其他脏器的信号就很难接收到了；同样，膝关节线圈呈圆筒状，只能包住一侧的膝关节，另一侧则需下一次检查来完成。

（2）每个部位的检查方法，也就是激发信号、接收信号的方法都很不一样，如果用得不合适，可能得到的图像质量会很差，甚至无法用来诊断。

（3）做一个部位的 MR 检查时间很长，例如乳腺 MR 检查可能需要至少半个小时，如果再做其他部位，时间会更长，您长时间保持一个姿势会不舒服，一般很难坚持下来。

所以，不建议一次行多个部位的 MR 检查，您如果想检查多个部位，需要分几次来做。

21. X 线平片报告说我有颈椎和/或腰椎退行性骨关节病，进一步检查我应当选择 CT 还是 MR？

CT 对显示骨性细微结构、骨质增生及韧带的骨化和钙化具有明显优势，但对椎间盘、脊髓等软组织结构则显示欠佳。MR 则对软组织具有很高的分辨力，能直接观察椎间盘、韧带、硬膜囊、脊髓等结构，准确地对病变的位置和程度做出判断，且 MR 可以进行矢状位、冠状位等位置的扫描，因此能为临床诊断提供更多的信息。对于无 MR 禁忌的患者，一般建议选择 MR 进一步检查；但根据临床情况，有时也需要做 CT 观察骨质情况，此时应由临床医师做出选择。

（程瑾　陈尘　王煦　袁飞）

少儿影像检查

1. 孩子正常体检要不要拍胸片？

孩子的骨骼和造血细胞正处于发育和活跃状态，对放射线要比成年人敏感得多，且年龄越小越敏感。反复接受 X 线照射，可能会引起部分机体细胞受损，白细胞降低、免疫力下降、造血功能障碍等。由卫生部于 2006 年发布的《放射诊疗管理规定》中明确规定，不得将 X 射线胸部检查列入对婴幼儿及少年儿童体检的常规检查项目。

按照卫生部门的规定，X 射线胸部检查在初中升高中、高中升大学的两个升学体检中必须进行，主要是筛查结核病。

2. 怎样判断孩子有没有得肺结核或其他呼吸系统疾病?

体检机构一般采取“前移诊断”法：一是详细询问家族病史，如果孩子的亲属中有人得了肺结核，那么孩子也应接受肺部X线检查；二是孩子密切接触的人当中有没有人得呼吸系统传染病；三是看孩子的症状，如果有盗汗、发烧、咳痰、咯血或体重下降等症状，您就要及时带孩子到医院或体检机构接受必要的胸部X线检查。

3. 孩子来拍X线片需要注意什么?

带孩子来拍X线片时应该有家长的陪同和协助，使孩子在拍片时身体固定不动，最好一次拍摄成功。

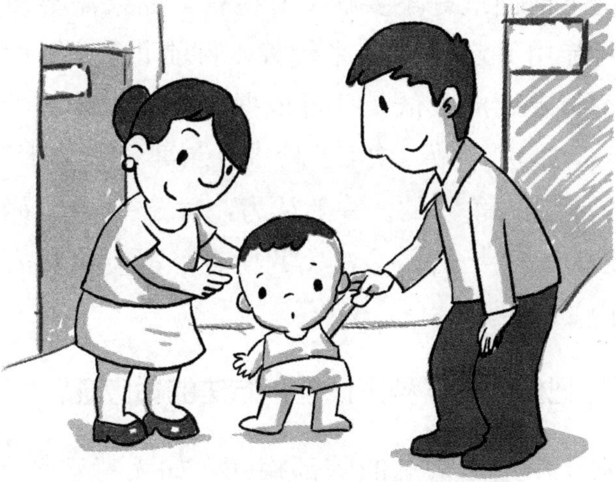

图5　儿童拍片需家长陪同并与医生配合

此外，和成年人一样，孩子身上也不要有金属或影响X线穿透的衣物等，以免遮挡了要检查的部位。

4. CT检查对儿童的损伤有多大?

CT检查因其简便快捷以及对某些疾病的诊断正确率较高，逐渐成为临床医生的常用辅助检查，并逐步涉及年幼的患者。事实上，儿童对放射线的灵敏度是成人的十倍多，女孩比男孩更敏感。据电离辐射生物效应委员会（BEIR）的估算，如果5岁儿童接受的辐射剂量为100 mGy，其致死性癌症的发生率会增加12%～15%。胎儿接受射线会有更大危险，可导致白血病或其他肿瘤的发生率升高。为此，美国放射学会明确将儿童、孕妇定为CT扫描的相对禁忌人群。一般情况下他们最好不要做CT检查，如果需要检查也要尽可能用B超或MR来代替。目前儿童CT检查的放射剂量要比成人低，且可依据儿童的年龄等参数进行调整。但究竟做一次CT检查儿童要承担多大风险，目前仍然是有争议的。一般认为，每3～4个月做一次X线检查，一年内做2次CT检查，都应该在安全范围之内。

5. 如何把握儿童各种影像检查方法的适应证?

对于新生儿常见的肺部疾病，如无特殊情况，X线胸片即可满足诊断，通过动态观察可了解疾病的进程和转归。虽然多排螺旋 CT 检查对肺部病变显像良好，但其高辐射带给新生儿机体的损伤可能超过其对疾病诊断的价值。因此，新生儿常见胸部疾病，一般不必进行 CT 扫描，尤其是禁止短期内多次复查 CT。

6. 如何减低儿童 CT 辐射剂量?

低剂量（as low as reasonably achievable，ALARA）CT 扫描已成为现今儿童影像研究热点，即降低 CT 检查中的参数值，做到“曝光剂量个体化”，同时保证图像的质量在可接受范围内（以适于诊断为标准），从而使 CT 检查成为“儿童 CT 检查”。在此建议家长尽量带孩子去正规专科儿童医院检查，因为成人医院的影像设备基本都是按成人的标准设定以及购买的，儿童拍片设置很难做到个体化，有可能不适合儿童检查甚至对儿童造成过度的辐射损害。

7. 儿童能否做 MR 检查?

尽管低剂量 CT 扫描技术发展得很快，但低剂量射线毕竟不如没有射线，由于 MR 检查无放射辐射，目前我国正推广 MR 扫描技术应用于儿童疾病的诊断。MR 检查时间长，儿童因其人群的特殊性，一般都需要服用镇静剂后方可进行检查。现在常用的镇静剂是水合氯醛，正常服用一般不会影响儿童的神经系统的生长发育，但是，短期、频繁使用还是有一定损伤，建议家长严格遵照临床医师的意见，不可自行喂服。

此外，MR线圈的使用也十分重要，成人医院的线圈一般相对儿童过大，图像质量较差或无法检查，建议家长去正规专科儿童医院或拥有儿童专用线圈的医院进行检查，以获得更好的诊断效果。

（胡迪　杨蕊　王佳梅）

介入放射学

1. 什么是介入放射学？

简单通俗地说，介入放射学就是在医学影像学设备，如X线透视、B超、CT等设备的引导下，利用专门的医疗器械或器材到达体内进行诊断和治疗。到达体内最常用的器材是各种规格的导管，因此也常常将介入放射学称为导管检查、导管治疗，介入放射科常被称为导管室、导管科，引导导管进入体内的X线透视装置也可叫做导管机。

2. 介入放射学是怎么发展起来的？

目前比较公认的介入放射学正式开始的时期是20世纪50年代。随后，介入放射学沿两条方向迅速发展。第一条是设备和器材的进步，使得操作更加得心应手。可以想象，当影像设备能更清晰地引导操作时，诊断和治疗将更加准确到位。第二个方向是介入放射学不断创新和发展，越来越多的疾病可以通过介入的方法进行诊治，适应证更加宽广的同时并发症越来越少。在我国，20 世纪 80 年代是介入放射学起步的阶段，90 年代是普及的阶段，目前，国内的医院如果没有介入放射学这一部分，很难列于三甲医院。

3. 什么是 DSA?

大家也许听说过 DSA 这个词，在很多不严格的场合下，DSA 可以视为介入、导管等介入放射学的代名词。DSA 是英文缩写，英文全称是 Digital Subtraction Angiography，意思是数字化减影血管造影法。早期的血管造影是在血管内注入造影剂后用 X 线曝光，直接用胶片记录，这样一来，除了显影的血管外，胶片上还有骨骼、软组织等结构重叠，这些结构有时会干扰观察。计算机技术和血管造影机技术进步后，产生了 DSA 的方法，可以克服上述缺点。血管造影机的进步主要体现在不直接用胶片来记录影像，改用光电技术记录 X 线曝光后穿过人体后的曝光量并将其转换为数字信号。计算机的进步主要体现在可以对海量的数字信号进行快速计算和存储，满足日常工作的需要。DSA 的方法是在血管造影之前，先进行一次曝光，记录人体血管内没有造影剂时的数据，然后在血管内注入造影剂继续曝光并记录此时的数据，将有造影剂的数据和前面没有造影剂的数据相减，由于它们之间的差别只是血管里有没有造影剂，这样就把周围的骨骼、软组织等结构的影像去除了，剩下的只有血管的影像，也就是说，通过DSA的方法，能够得到仅有血管而没有骨骼、软组织等结构的影像。这种影像，大大提高了血管尤其是小血管的显示效果。但是，目前DSA的方法心脏不适用，因为心脏本身就在不停搏动，位置不固定，数据相减后得到的数据不准确。

4. 介入放射学主要开展哪些方面的工作?

介入放射学主要开展的工作可以有不同的分类方法。

第一个分类方法是把介入放射学分为诊断和治疗两个方面。诊断工作主要集中在血管病变的诊断，例如血管狭窄及其程度的诊断、各种血管畸形及动脉瘤等，另外还包括肝癌等肿瘤的诊断。治疗工作包括：

（1）通过导管对病变进行药物灌注；

（2）血管、食管（肠道）、胆道、气管等管腔狭窄的治疗（也就是使狭窄的部位恢复通畅，变得不狭窄）；

（3）病变组织或病变血管的栓塞；

（4）对病变进行穿刺、引流、消融、取活检等。

第二个分类方法是按照人体的不同系统或器官来

分类，可以分为心脏介入、神经系统介入和除心脏神经系统以外其他部位的外周介入。

第三个分类方法是分为血管介入和非血管介入，顾名思义，血管介入就是以血管病变为主的介入诊断和治疗；非血管介入的操作对象包括胆道、胃肠道、气管等。

5. 介入放射学的诊断效果好吗?

介入放射学的诊断工作主要集中在血管病变的诊断，例如血管狭窄及其程度的诊断、各种血管畸形及动脉瘤等。介入的方法可以将导管直接放到目标血管内，通过注射造影剂使之显影。根据目前的医疗水平，用介入的方法进行这些疾病的诊断被认为是最权威的方法，也就是所谓的“金标准”。超声、CT、MRI 等也可以用于血管病变的诊断，但受这些方法原理和设备精度的限制，它们对血管病变的诊断有一定的误差，在某些情况下还可能是相当明显的误差。因此，单纯从诊断的准确性上来说，还是介入的方法更好。

那么，如果想观察血管的病变，直接用介入的方法行不行呢？一般情况下我们不建议这样做。因为介入的诊断准确性虽然很高，但和超声、CT、MRI 等方法比较，毕竟有一定的创伤，且存在一定的风险。因此，目前的诊断流程是，如果单纯进行诊断，一般是先选择超声、CT、MRI 等无创的检查手段，如有必要，再用介入放射学的方法进行诊断。

6. 介入放射学的治疗效果好吗?

介入放射学可以用于全身多个系统或器官疾病的治疗（详见后表），尤其是血管病变，效果都很肯定。但需要指出的是，这些疾病往往并不只有介入放射学这一种治疗方法，还会有内科、外科等其他多种手段，需要全面综合考虑来进行选择。有的时候，介入只是某些疾病综合治疗中的一个环节，可以和其他治疗方法取长补短，互相补充。此外，要进行介入治疗还要符合一系列条件，也就是要符合介入治疗的适应证同时又没有禁忌证才行。您可以通过介入门诊，找到介入医师来帮助您详细了解这些情况。

7. 介入放射学在治疗上有什么特点?

介入放射学治疗的最主要特点是微创。与传统的外科开刀手术比较，介入是一种微创的治疗方法，这主要体现在以下几点。

（1）皮肤上的破口小。由于要将导管等器材引入体内，因此如果没有自然通道，就往往先要经过皮肤进行穿刺建立通道。一般导管等器材的直径为 2 mm 到 3 mm，通常不超过 4 mm 到 5 mm，所以皮肤上的破口也就是几个毫米的小破口。

（2）出血少、创伤小。由于皮肤上的破口小，导管等器材直径细，因此术中出血少，创伤小，一般不需要术中或术后输血。

(3) 术后恢复快。大多数患者在介入治疗术后24小时就可以下地活动，住院时间短。

(4) 介入治疗受到的限制较少。有些患者因年龄大、体质弱等原因无法进行外科手术，但可以进行介入治疗。

(5) 可重复性较好，与外科手术相比，其重复操作的难度较低，耐受性较好。

总之，介入是微创治疗，甚至有人把介入治疗与内科治疗、外科治疗并列为三种治疗手段。

8. 医院里微创的检查及治疗方法是不是都属于介入?

介入属于微创的检查及治疗方法，但微创的方法并不都属于介入放射学的范畴。可能是微创这个词更能体现新技术的优越性，因此目前医院里许多科室的多种治疗手段都会冠以微创的名称，例如目前比较普及的各种内镜和腔镜技术、显微外科（在放大镜下做手术）等。而只有在医学影像学设备（如X线、CT、MR、B超等）引导下的技术才称为介入，利用X线进行引导的方法称为介入放射学方法。

9. 介入治疗有危险吗?

首先要明确的是，介入治疗是微创治疗，而不是无创治疗，自然会伴随一定的风险，也就是会有一定比例的人可能发生各种并发症。不同的介入治疗项目可能会产生的并发症不完全相同，术前介入医师会和您详细谈这些问题。这里主要介绍一下各种介入治疗共同的风险，包括如下几类。

(1) 介入术前、术中、术后使用的各种药物可能产生不同的不良反应。例如，使用化疗药会带来肝肾功能损害、骨髓功能抑制等不良反应；使用抗凝血药物或溶栓药物等可能会带来出血增多的风险；使用造影剂（同 CT 使用一样的造影剂）可能会有过敏反应等。

(2) 人体重要器官出现并发症。例如脑部出现脑梗死、脑出血等，心脏出现严重心律失常、心肌梗死，全身止血或凝血功能异常等。直接针对心脑的介入操作如果出现上述并发症，可以认为与介入操作直接相关；而其他介入操作均为间接相关，介入操作属于诱发因素，出现的概率极低，尤其是以前没有心脑疾病的患者。

(3) 感染。介入操作是有创操作，皮肤有小破口，因此有感染的可能。通常的介入操作都严格按照手术标准进行消毒和无菌操作，所使用的器械等全部经过消毒处理后使用，或使用一次性无菌消毒包装的器材。此外，介入操作导致的皮肤破口小，因此，介入操作导致局部或全身感染的发生概率非常低。

（4）出血和损伤。介入往往需要先穿刺，穿刺过程有可能会导致出血和邻近结构损伤。通常介入穿刺使用的都是细针，必要时还在影像设备监视下进行。一般由穿刺导致的出血和损伤通常很小，只有个别病例可能引起严重损害。

总之，介入诊断治疗不是无创性操作，有一定的风险性，但总的来说风险性低，尤其是发生严重并发症的概率很低，较传统的外科开刀手术要安全得多。

10. 介入诊断或治疗过程中必须使用造影剂吗？使用造影剂的目的是什么？

在所有的介入诊断和治疗中，除了有些使用 B 超或 CT 等引导的射频消融、活检等介入操作过程中通常不使用造影剂外，绝大多数都需要使用造影剂。目前，绝大多数介入诊断和操作是在 X 线下引导的，人体内包括血管在内的各种软组织密度都非常接近，在 X 线下几乎无法分辨，而使用造影剂可以明显提高血管、血供丰富软组织的密度，使之能同其他软组织分辨开，也就是说使之显影，显影后就可以对病变的部位、性质和严重程度进行判断。使用造影剂还可以帮助我们判断导管等操作器械的位置。换言之，如果不使用造影剂的话，血管等就无法显影，我们也就无法诊断和进一步治疗。

11. 使用造影剂安全吗？

由于大多数介入诊断和治疗都需要使用造影剂，因此，这个问题很重要。现在介入操作使用的和CT增强扫描使用的是同样的造影剂，主要成分是非离子型水溶性有机碘剂。目前，北京主要大医院使用的造影剂总体上是比较安全的。请注意，这里说的是总体上，也就是说，使用造影剂对绝大多数人是安全的，发生不良反应，尤其是严重不良反应的概率是很低的。但是，目前的医学水平还不能在使用造影剂之前准确预测谁会发生造影剂不良反应，因此，目前还不能绝对地说使用造影剂是百分之百的安全。

12. 造影剂的不良反应都有哪些？不良反应就是过敏吗？

造影剂的不良反应主要有三种，过敏仅是其中之一。

（1）过敏反应。造影剂可能会激活人体内的免疫过程或称变态反应过程从而引起过敏反应，大多数是急性过敏反应，少数是慢性过敏反应，极个别也可以有超急性或重症过敏反应，迅速危及生命。这种情况往往是由于人体的特异体质造成的，与造影剂的剂量无关。以前对含碘的食物、药物过敏，或是有过敏体质的人，对造影剂过敏的可能性会比较大。

（2）造影剂的物理化学性质导致人体内水电解质

环境紊乱从而引起的不良反应。这种情况往往和造影剂的用量有关。这种不良反应可以表现在中枢神经系统、呼吸系统、心血管循环系统、消化系统、皮肤黏膜等，绝大多数属于轻中度反应，无需特殊治疗或对症治疗即可缓解，不留后遗症。仅极个别病例出现严重不良反应危及生命需紧急抢救。

（3）造影剂可能会加重某些疾病，例如多发性骨髓瘤、甲状腺功能亢进、肾功能不全等。造影剂主要经肾代谢排出体外，使用造影剂会加重肾的负担，加重肾功能损害甚至导致肾衰竭。所以如果有这些疾病，最好不要使用造影剂。

这三种不良反应虽然发生的机制不同，但表现往往无法具体区分，而且，对于过敏反应大家比较容易理解，因此，在某些不太严格的场合，可以通俗地将过敏作为不良反应的代名词来理解。

13. 造影剂既然有引起不良反应的可能，事先有没有过敏反应试验?

目前使用的非离子型水溶性碘造影剂均不要求事先进行过敏反应试验，这一点在各个造影剂厂商的药品说明书中均有明确标示。其主要理由可以通俗地理解为过敏反应试验对不良反应出现的预测准确性不高，也就是过敏反应试验呈阳性或阴性，并不表示在使用造影剂后就会发生或不发生过敏反应，所以做过敏反应试验没有什么实际意义。其实不仅是造影剂，很多临床使用的其他药物均有过敏反应的问题，也多没有要求事先进行过敏试验。虽然不必进行过敏试验，但在使用造影剂之前，您有知情同意权，我们有责任向您说明造影剂不良反应及其可能产生的后果。当然，对于介入诊断和治疗，如果您害怕发生造影剂的不良反应，不愿意签字同意使用，也就意味着放弃这项检查和治疗。

14. 介入治疗疼吗?

介入治疗属于微创的方法，多数都没有很大的痛苦。一般穿刺前只在穿刺点进行局部浸润麻醉（简称局麻），就像打针或扎输液那样疼一下。穿刺成功后，导管等器械进入体内，由于内脏对这种机械触碰造成的疼痛不敏感（一般只对缺血、化学物质刺激造成的疼痛敏感），所以通常患者没有明显的感觉。少数的介入操作可能有比较明显的痛感，例如部分栓塞治疗（会造成缺血），一般这类治疗前可通过肌肉注射哌替啶（度冷丁）、吗啡等来缓解疼痛。

15. 介入治疗需要麻醉吗?

介入治疗通常在穿刺点进行局麻。中枢神经系统的某些介入治疗、儿童有时需要全身麻醉。个别不能配合的患者有时需要镇静药物。

16. 介入治疗需要开刀和缝针吗?

绝大多数情况下介入治疗只需 2～3 mm 的小切口，不需要缝合。如果需要粗一些的导管进入体内，切口会加大，术后就需要缝合。在需要留置引流管的情况下，有时需要在体表缝一两针来固定引流管。

17. 门诊患者能进行介入治疗吗?

我们一般不建议门诊的患者进行介入治疗。主要原因是介入不是完全的无创操作，有在术后产生并发症的可能，所以介入治疗术后短期内需要卧床，并且观察病情变化。如果是门诊患者，一旦出现并发症，处理起来会比较麻烦，还可能会耽误治疗。所以我们建议您住院后再进行介入治疗。也有例外，如少数属于非常简单的介入操作可在门诊开展。

18. 在做介入治疗前需要做什么准备?

一般介入治疗前您主要需要做如下准备：

(1) 医生会把介入治疗的目的、方法、风险性等告诉您和您的家属，您如果同意进行介入治疗请签署知情同意书，您授权您的家属签署也行。

(2) 介入治疗前至少 4 小时不吃饭不喝水。这一条并不是绝对严格的，例如若因为吃药喝少量的水也是允许的。

（3）穿刺部位备皮，这主要由临床医生完成。

（4）介入治疗前，必要的化验检查必须完备，包括血常规、肝肾功能、止凝血功能等。

如果还有其他准备，会在术前告诉您。

19. 介入治疗的基本步骤或基本过程是什么？

术前准备工作完成后，患者按照事先的约定进入到导管室内，开始介入治疗。以最多见的血管内介入治疗为例，介入治疗的基本过程如下：

（1）穿刺点消毒铺巾，准备介入器械器材。

（2）局部麻醉下穿刺血管，建立进入血管的通道。

（3）将导管通过穿刺建立的通道引入血管内，通过插管操作最终到达目标血管。

（4）在目标血管内造影。通过导管注射造影剂，使目标血管显影并做出相应诊断。

（5）根据造影结果决定导管是否进一步深入。

（6）导管位置合适后，可通过导管注入治疗药物，或进行相应治疗。

（7）治疗完毕后，拔除导管。

（8）穿刺血管止血，通常是压迫止血。

（9）返回病房。

其他介入治疗的过程与上述情况类似，如果不是血管内的介入治疗，通常没有穿刺血管及止血的过程。

20. 血管介入治疗选择哪里作为血管穿刺点？

大多数情况下选择腹股沟区进行股动脉穿刺。股动脉在这里比较表浅，体表能摸到血管搏动，便于穿刺。而且，股动脉管径粗细合适，即适宜导管进入，周围没有重要的组织结构，产生严重穿刺并发症的概率低。一般是选择右腿的股动脉进行穿刺，主要原因是医生在患者的右侧进行操作比较便利。其他可作为穿刺点的血管还有锁骨下动脉、上肢的肱动脉、桡动脉等。

21. 血管介入治疗后如何止血？

血管介入治疗完成，导管从穿刺点拔除后，通常要依靠医生用手压迫穿刺点一段时间进行压迫止血。一般是压迫 15 分钟左右。如果介入术中使用的器械比较粗或术中采取了全身抗凝血措施，压迫止血的时间要相应延长。目前，除了有传统的用手压迫止血外，还有多种专门的介入器材采用缝合或封堵的方法进行止血。

22. 血管介入治疗后用器械缝合或封堵血管有哪些优缺点？

首先要说明的是，用器械缝合或封堵血管与血管治疗的效果无直接关系，仅仅是术后血管穿刺点止血的措施。使用器械缝合或封堵血管主要的优点是减少穿刺点血肿的发生概率，其次是明显缩短术后制动的时间。传统的压迫止血方法，患者要制动24小时，使用器械缝合或封堵，多数术后制动2小时左右即可。主要的缺点是价格昂贵，约3000元左右，目前尚未列入医保报销目录。因此，建议以下患者考虑使用器械缝合或封堵血管的方法：术后无法平卧或无法长时间平卧的患者、术中采用全身抗凝措施的患者、经济条件较好的患者。

23. 介入治疗术后右腿制动过程中，左腿能动吗？

原则上来说，左腿是可以动的。但请注意，由于人的习惯动作是两条腿配合活动，所以制动过程中左腿动的时候一定注意不要带着右腿一起活动。

24. 签署介入治疗的知情同意书是不是就意味着，一旦出现问题，医生或医院方面没有任何责任？

根据我国医疗卫生有关的法律，介入治疗前必须由患者本人或患者本人授权的法人签署知情同意书，否则不论介入治疗如何成功，均有可能被视为违法行为，因此没有签署知情同意书或知情同意书上签署不同意的情况下，医院或医生通常都不会对患者采取相关的介入治疗。知情同意书的主要内容是向患者说明介入治疗的目的、进行介入治疗的方法、介入治疗中、治疗后可能面对的风险性、一旦出现问题医院或医生所采取的措施等内容。患方在知情同意书上签字同意表明在介入治疗前介入医师已经履行了介入治疗前的告知义务，并不意味着一旦出现问题医生或医院方面没有任何责任。如果介入治疗中或治疗后不幸出现某些并发症等问题，医生会积极负责地采取对应的治疗措施，若医患双方对所出现的问题无法达成一致而通过法律途径解决矛盾，相应的法律机构不会仅凭知情同意书就单纯做出判断，而是会具体问题具体分析，依据事实情况做出判断。

25. 介入治疗后有什么注意事项?

（1）制动。主要是血管介入治疗的患者需要制动。血管介入治疗需要进行血管穿刺，穿刺点多选择股动脉，位于腹股沟区，一般是右腿。因此，术后要求平卧，平卧期间腿伸直不能弯腿。这些制动措施主要目的是防止穿刺点出血，也就是被穿刺的动脉破口没有牢固封堵之前就活动而导致的出血。采取上述制动措施的时间通常为术后 24 小时。就目前的介入技术而言，采取制动措施的时间可以根据具体情况而酌情掌握，原则是穿刺通道比较细（使用的介入器材根据需要可以有不同的直径）、手术前后无抗凝措施、无凝血功能异常的患者可适当缩短制动时间。

（2）术后有不舒服或难受的感觉请及时告诉医生。

（3）术后如果没有其他特殊情况，可以吃饭喝水，但要注意术后 24 小时内要平卧，需要躺着吃喝，不能坐起来。

（4）术后 24 小时内小便需躺着进行，必要时需要导尿（插导尿管）。

如果还有其他注意事项，医生会在术前或术后告诉您。

26. 介入治疗会花多少钱？

介入治疗的费用由以下几部分组成。

（1）项目费用。不同的介入治疗有不同的项目费用，项目费用按人次收取。目前已有的收费项目均经发改委和物价部门核准。根据不同的项目，项目费用在数百元至五千元之间不等。

（2）介入耗材费用。根据目前我国医疗卫生法律有关规定，介入耗材均为一次性使用。介入耗材最常使用的是常规导管、导丝、血管鞘组等，这些几乎是每个介入治疗均需使用的耗材，也是介入耗材中比较便宜的，目前一根导管约 200 元左右，一根导丝不到 200 元。耗材中比较昂贵的是各种植入体内的支架等，可达 1 万～2 万元以上。介入耗材的使用有时需要术中根据患者的具体情况来决定使用的数量及种类等，术前可以大致估计，但无法做到百分之百的准确，因为每个患者的具体情况不可能完全相同。

（3）术中使用的药品费用。其一是造影剂，每个患者都用，目前在北京市基本上以各种非离子型造影剂为主，通常用量为1瓶（100毫升），约四百多元，少部分患者可能用到200毫升。其二是其他药品，比如通过介入途径注入抗肿瘤药等，这些药有时可能在出院结账清单上不归类于介入治疗下，而归类于住院药物的清单下。

（4）其他费用，包括造影使用高压注射器产生的相关费用、胶片等。

综上所述，不同介入治疗的费用根据具体情况差别是比较大的，最少的情况下一千多元，比做一次CT或核磁多一些；而复杂的介入治疗，可能需要数万元甚至更高的费用。可以看出，介入治疗主要的费用产生于各种介入耗材，尤其是比较复杂的介入治疗。现在介入治疗的费用总趋势是在逐年下降的，主要是由于国家通过介入耗材招标等方法逐年降低介入耗材的费用，使您更容易接受。介入治疗的费用也不是一成不变的，具体情况您可以挂介入门诊专家号进行咨询。

27. 介入治疗的费用医保给报销吗？

总的来说，介入治疗的大部分费用医保给报销。但其中可能有部分项目或耗材是自费的项目（比如某些进口的特殊支架等）。目前由于介入治疗项目和耗材的种类繁多，而且医保报销政策也是不断变化的，可事先咨询医保部门以确定其关于具体项目和耗材的报销政策。医保患者必要时需签署自费项目协议书。

28. 如果某疾病既可以用介入方法治疗，也可以用外科手术治疗，介入是不是更贵?

介入的项目费用往往比外科手术的纯手术项目费高，介入还会使用各种一次性耗材。从这些角度讲，介入有可能比外科手术要贵。但外科手术要麻醉，术前术后要输液吸氧，创伤大的患者甚至要住一段时间监护病房。因此手术治疗的住院总费用不一定比介入治疗的住院总费用便宜。不过，我们希望您首先从疾病的适应证、疗效、风险性等方面考虑，选择适合自己病情的治疗方法，而不要先从费用出发选择治疗方法，毕竟您的身体还是更重要一些。

29. 目前各大医院都开展哪些介入诊疗项目?

各大医院开展的介入诊疗项目不尽相同，各有侧重点，除心脏介入外（多由心血管专业医师开展）常规的介入手术项目，详见下表：

（1）胸部疾病

收治疾病	介入治疗方法和术式
肺隔离症	经动脉栓塞术
肺动静脉畸形	经动脉畸形血管团栓塞术
大咯血（支气管扩张、肺癌等）	经动脉栓塞止血术

续表

收治疾病	介入治疗方法和术式
肺动脉栓塞	经肺动脉导管溶栓，下腔静脉滤器置入
气管或主支气管狭窄	经口咽气管支架成形术
原发性支气管肺癌或肺转移癌	经支气管动脉化疗灌注或栓塞术
乳腺及纵隔肿瘤	经动脉化疗灌注或化疗栓塞术

（2）肝胆胰脾、胃肠道疾病

收治疾病	介入治疗方法和术式
原发性肝癌	经肝动脉化疗栓塞术及经皮穿刺消融术
肝脏转移性肿瘤	经皮消融术或左锁骨下动脉药盒置入术
肝血管瘤	经肝动脉硬化栓塞术
恶性胆道梗阻	经皮经肝胆道内/外引流术，胆道支架成形术
肝移植术后胆道梗阻	经皮经肝胆道内/外引流术，胆道支架成形术
良性胆道病变	经皮经肝胆道内/外引流术
胰腺癌	经动脉化疗栓塞或左锁骨下动脉药盒置入术
脾功能亢进和相关疾病	部份性脾栓塞术

续表

收治疾病	介入治疗方法和术式
脾动脉瘤	经脾动脉栓塞或带膜支架腔内隔绝术
布加综合征	下腔静脉球囊扩张或支架成形术
门脉高压症	经皮经肝门腔分流术（TIPSS 术） 经皮肝穿刺门脉曲张静脉栓塞术 经自发性脾-肾或胃-肾分流道曲张静脉栓塞术 脾动脉部分栓塞术 腹水—静脉转流术（对于顽固性腹水）
消化道良/恶性狭窄（如食道癌等）	球囊或支架成形术
消化道出血	经动脉栓塞止血术
肠瘘	经瘘道引流及医用三氧冲洗术
肝脏/腹腔囊肿（脓肿）	经皮穿刺囊/脓肿引流术
肠系膜动脉狭窄或闭塞	肠系膜动脉球囊扩张或支架成形术

（3）泌尿系统疾病

收治疾病	介入治疗方法和术式
肾及肾上腺肿瘤	经动脉化疗灌注或化疗栓塞术
肾血管畸形	经畸形血管栓塞术
肾动脉狭窄	肾动脉球囊或支架成形术

续表

收治疾病	介入治疗方法和术式
精索静脉曲张和盆腔淤血综合征	精索/卵巢静脉栓塞术
肾盂积水	肾盂造瘘引流术
盆腔囊性病变	经皮穿刺引流固化术
透析通路狭窄	血管腔内治疗

（4）妇产科疾病

收治疾病	介入治疗方法和术式
妇科恶性肿瘤	经动脉化疗灌注或左锁骨下动脉药盒置入术
子宫肌瘤和腺肌症	经子宫动脉硬化栓塞术
盆腔囊性病变	经皮穿刺引流固化术
各种原因引起的子宫出血	子宫动脉栓塞术
不孕症	输卵管再通术

（5）血管疾病

收治疾病	介入治疗方法和术式
胸、腹主动脉瘤（包括真性、夹层和假性动脉瘤）	大动脉带膜支架腔内隔绝术、开窗术和真腔扩大术
动脉狭窄或闭塞（颈动脉、锁骨下动脉、肾动脉、肠系膜动脉、四肢动脉等）	经动脉球囊或支架成形术，经导管接触溶栓术

续表

收治疾病	介入治疗方法和术式
深静脉血栓形成	静脉滤器置入术，经导管取栓及接触溶栓术，静脉球囊或支架成形术
上/下腔静脉压迫阻塞综合征	静脉球囊或支架成形术

（6）头颈部疾病

收治疾病	介入治疗方法和术式
良性富血供肿瘤（如血管瘤）	经供血动脉栓塞或硬化栓塞术
恶性肿瘤	经颈外动脉化疗灌注或化疗栓塞术
头面部血管畸形	经动脉畸形血管团栓塞术或经皮穿刺硬化术
鼻衄	超选择性颈外动脉栓塞术

（7）神经系统疾病

收治疾病	介入治疗方法和术式
颅内动脉瘤	动脉瘤腔闭塞术，载瘤动脉闭塞术
颅内动静脉畸形（AVM）	经动脉或静脉栓塞术
颈动脉海绵体瘘（CCF）	经动脉或静脉栓塞术

续表

收治疾病	介入治疗方法和术式
硬脑膜动静脉瘘	经动脉或静脉栓塞术
脑动静脉瘘（AVF）	经动脉或静脉栓塞术
急性脑梗塞	经动脉溶栓术
颈动脉、椎动脉狭窄	颈（椎）动脉球囊扩张或支架成形术
颅内动脉狭窄	相关颅内动脉球囊扩张或支架成形术

（陈雷　范岳峰）

核医学

1. 什么是核医学？

核医学是研究核素和核射线在医学中的应用及理论基础的学科，包括实验核医学和临床核医学。其中，临床核医学与老百姓关系尤为密切，它既包括诊断，比如骨显像、心肌灌注显像、甲状腺显像等，又包括治疗，比如甲亢的131碘治疗等。

2. 核医学的特点是什么？

可能很多人会觉得，核医学的图像没有X线、

CT、MRI 清楚，甚至也比不上超声。的确，核医学本身不是以显示细微解剖结构见长的，它的特点是功能，包括血流、代谢等各个方面，比如同样是检查心脏，核医学检查根据所用放射药物的不同，可以分别观察心肌的血流灌注、葡萄糖代谢、受体分布等，因此特别有利于疾病的早期诊断。

3. 核医学科难道不是放射科?

可能由于字面的原因，常常有人把“核磁共振”与“核医学”相混淆，因而进一步把放射科与核医学科也混为一谈，以为是一个科室。其实 MRI 翻译过来是“磁共振成像”，主要应用的是强“磁”场，与“核”没有什么关系。由于早期发现物质内的原子核在强磁场下有共振的现象，称为“核磁共振原理(NMR)”，虽然与核素没有关系，但现在大家叫习惯了，就一直延续这种叫法。而核医学是应用放射性核素标记的药物对疾病进行诊断或治疗的学科，主要应用的是“核”素的放射性。简言之，磁共振应用的是“磁”，核医学应用的是“核”，两者差别很大。

放射科与核医学科也并不是一个科室。一般的综合医院，影像学检查科室都分为放射科、超声科、核医学科三大科室，虽然都是做影像学检查（及治疗），但所用的方法并不相同。单拿有放射性的检查来说，放射科的 X 线片及 CT 等，主要是通过仪器发射 X 射线，穿过人体来成像，称为“透射型成像”，X线的发射和停止完全是受机器控制的；而核医学检查主要让放射性物质在人体内向外发出射线，称为“发射型显像”，放射性物质在体内会一直发射着射线，直到完全代谢出来（见图6）。至于放射科的MRI检查以及超声科的检查，则完全没有放射性，和核医学的方法是完全不同的。

此外，核医学的成像取决于脏器或组织的血流、细胞功能、代谢活跃程度和排泄引流等因素，是一种功能代谢显像。而CT、MRI、超声等检查主要是通过显示脏器或组织的解剖形态学的变化，尽管分辨率很高，但显示功能代谢的变化不如核医学检查。

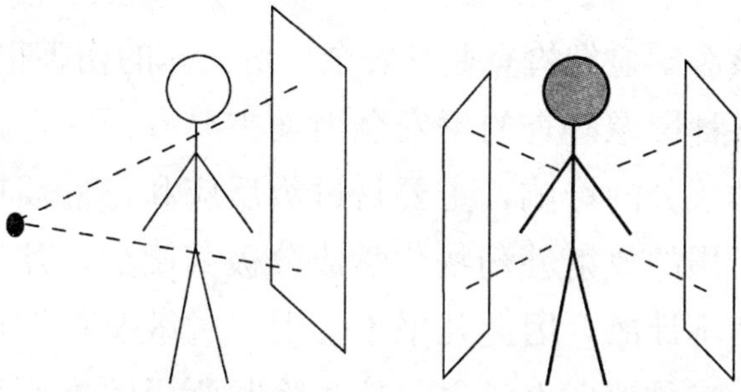

图6　X线检查是“透射型成像”，射线从机器发出，穿透人体；核医学检查是“发射型显像”，射线从人体内发射出

4. 核医学检查贵吗?

核医学检查最便宜的也要几百元，最贵的 PET-CT 做一次将近一万元，但是它可以在手术前帮助患者判断其肿瘤是否转移及转移范围，从而决定治疗方案，避免许多不必要的手术，患者从中获得的好处是不可估量的。许多肿瘤患者术后要定期做骨显像，每次费用将近一千元，可以早期发现骨转移，从而及时治疗，延长生命。而这么昂贵的检查究竟值不值，主要看其在整个诊断治疗过程中能起多大作用，以及最终是为您省钱还是费钱。

5. 核医学显像安全吗?

核医学显像检查非常安全，对人体的伤害很小。

各种影像检查的不安全因素主要有两种，一是药物化学成分的影响，主要是过敏反应和毒性反应。核医学所用的放射性药物化学成分极其微少，几乎是可以忽略不计的，因此几乎不会引起过敏及毒性反应的发生。二是放射性辐射。核素诊断所用的主要是核素发出的 γ 射线，其特点是穿透能力强，而对身体的损伤小，人体所吸收的辐射剂量非常低。举例来说，做一次核医学的膀胱尿返流显像，患者的吸收剂量仅仅是一次 X 线膀胱造影检查的 1%。大家知道 X 线检查是比较安全的，核医学显像检查更加安全。

6. 为什么有时在一个月内要多次做核医学检查，有时甚至第二天或第三天就要做，这样安全吗?

这完全是临床上的需要，因为有的检查本来就需要两次显像。比如怀疑肺栓塞时第一天行肺灌注显像，第二天行肺通气显像；诊断冠心病时第一天行负荷心肌灌注显像，第二天行静息态显像，两次显像结合起来才能诊断。还有的是在治疗前后做两次检查，以便医生判断疗效如何，这些检查都是在临床医生和核医学医生的配合下完成的，是安全的也是完全有必要的。

7. 怀孕妇女能进行核医学检查吗?

一般情况下我们不建议怀孕和哺乳期的妇女做核医学检查。如果患者知道自己已怀孕，或者认为可能怀孕，请及时告诉医生。对于未生育的妇女来说，目前的大量资料与研究表明，正常的核医学检查不会导致不孕或婴儿异常的发生。

8. 儿童能进行核医学检查吗?

虽然不提倡儿童进行核医学检查，但是事实上有些核医学检查对于儿科疾病的诊断有着自己独特的甚至不可替代的作用，如先天性甲状舌管囊肿在手术前常常进行甲状腺显像，以判断该肿物是否为异位的甲状腺，还有肝胆显像对新生儿黄疸的鉴别、小儿胃肠道出血的影像诊断等。医生会在权衡利弊后决定是否进行核医学检查。

9. 核医学显像的机器会发出射线吗?

我们常常遇到这样的情况：家属陪同患者来核医学科做检查，在进显像室时家属都躲得远远的，生怕被射线照射，其实这是一个错误的理解。核医学显像和放射科的 X 线、CT 检查虽然都有射线，但本质却有很大的区别。X 射线是由 X 线球管发射出来的，是完全受机器控制的，因此在检查时只要把铅门关闭，其余人是不会受照射的，而患者也只是在检查的瞬间受到照射。核医学显像则不同，放射性核素在患者体内发射射线，核医学仪器本身不产生射线，而是接收从患者体内发射的射线。因此不要害怕机器，发出射线的其实是患者，且即使患者检查完离开核医学科后，几个小时内体内仍带有放射性，只是放射性很小，不必担心。但孕妇和儿童对放射线比较敏感，还是应该远离近期行核医学检查的患者。

10. 核医学都有哪些检查方法?

核医学的检查方法分为体内检查和体外检查两种。

体内检查又包括显像和非显像两种。二者都是将放射性药物引入人体。其中显像的应用最为广泛，大家比较熟悉的骨显像、心肌显像、肾动态显像、甲状腺显像、肿瘤显像等等都是显像。后者是指甲状腺吸碘率测定、肾图等等，只能得到曲线，没有图像。

体外检查是指体外放射分析，放射性药物不进入人体，而是利用体液在体外进行的检测，主要是对含量极其微小的激素等物质进行检测。

11. 核医学检查为什么必须预约?

核医学检查全部需要预约，首先是因为放射性药物会衰变，只能现制药现用，所以需要事先和您约好检查时间，您必须按时前来。如果您有特殊情况要更改检查时间，一定要在检查日前的工作时间内给我们打电话，否则由此产生的药物费用将由您承担。

而且，在预约的时候，我们会给您一张预约单，上面会详细介绍您在来检查之前需要做什么准备，比如有的检查前可以吃饭，有的不能吃饭，有的前一天要清洁肠道等。不同检查的准备是不同的。

12. 核医学科检查的一般流程是怎样的?

各大医院的核医学科检查流程基本相似，部分医院可能更为严格、正规，大致如下。

首先是按照预约时间来到核医学科，将预约单交给工作人员；接诊医师会向您了解病情，此时可能需要参考您以前的相关检查资料，包括实验室检查、超声、X线、CT、MRI等；然后护士会给您打针，当然也可能是口服或肛门给药，并告诉您开始检查的时间，不同的检查从给药到检查的时间是不同的，请您在候诊室耐心等待；检查结束后请不要马上离开，等医师确认检查成功后您再离开；通常您可以在下一个工作日的下午两点以后来取结果。

13. 核医学检查时要注意什么问题？

核医学的检查种类很多，需要注意的问题各不相同，我们在给您的预约单上有简单的说明，此外在给您打针以及进行检查之前还会有些交代。比如骨显像时会告诉您打完针后要大量饮水，但是在检查前的一个小时左右就不要再过多饮水了，检查前会让您排尿；心肌显像要求早晨空腹，但打完针会让您吃脂肪餐；肾动态显像要求正常饮食，检查前喝 300 ml 水，而且还不需要憋尿；肿瘤显像有时会要求您插尿管……这些都是为了您的检查成功，您一定要认真遵从医嘱。与 CT、MRI 相同，核医学检查前也会要求您去除检查部位的金属物品。此外，核医学的检查时间通常比较长，要求您在显像过程中保持姿势不动，尽量正常平稳地呼吸，因为如果您运动幅度较大，对图像质量的影响会比较大，甚至无法用于诊断。

14. 什么样的患者适合做全身骨显像？

全身骨显像是核医学最常用的检查方法之一，

它可显示全身骨的形态、血供和代谢情况，能非常灵敏、无创地诊断骨疾病，对于多种骨骼疾病的早期诊断有特殊的价值。特别是对于骨转移瘤的早期诊断极有价值，可比X线检查早3～6个月发现骨转移灶。对于X线难于发现的细微骨折，早期股骨头无菌性坏死、代谢性骨病的诊断有意义，还可以观察移植骨的成活情况以及人工关节置换后有无松动、感染等。

15. 为什么有的时候做了全身骨显像，还要做局部显像或断层显像？

全身骨显像的优势是一次显像可以获得全身骨骼的影像，对于多发病灶的诊断特别有价值。但是得到的图像是平面的，前后有重叠。如果全身仅发现一个病灶，不好判断它的良恶性质，就需要局部显像或断层显像来帮助诊断。如果这个病灶在肋骨上，会改变您的体位，比如让您双手抱头之后照局部像；如果这个病灶在脊柱上，我们可能会给您做断层显像；如果怀疑这个病灶是由于尿液污染皮肤所致，还会要求您脱去该部位的衣服后照局部像。总之，不论加做局部显像还是断层显像，都是为了更准确的诊断，希望您能理解并且配合。

16. 为什么核医学检查时需要近期的实验室检查结果和 X 线平片、CT 或 MRI 资料?

做骨显像和肿瘤显像时常常需要您提供近期的 X 线平片、CT 或 MRI 资料做参考，有的患者说，你们诊断时为什么要那么多东西，难道核医学这么贵的检查还不能诊断吗？其实，任何影像都有自己的优势和劣势，核医学的优势是反映功能和极高的灵敏度，缺点是对局部解剖结构的显示欠清晰和较低的特异性，因此有时病灶不典型时需要参考您的病史、实验室检查和 X 线平片、CT 或 MRI 等影像资料，目的是为了能给您提供更加准确的诊断。

17. 核素心肌显像有什么作用?

可能许多冠心病患者会问，我已经做了冠脉造影，为什么还让我做核素心肌显像？有这个必要吗？其实是有必要的。冠脉造影只能观察冠状动脉的狭窄情况，它可以告诉您冠状动脉的狭窄程度，但是不能说明心肌的血流灌注情况。有时虽然冠状动脉狭窄程度很严重，但是因为存在侧枝血管，您的心肌血流灌注却很好，这时就不必急于进行介入或手术治疗；而有时虽然冠状动脉只有很轻微的狭窄，心肌却出现明显的血流灌注减低，这时就应该积极地进行干预了，因此核素心肌灌注显像是非常有必要的。此外，除了心肌灌注显像外，还有心肌代谢显像也是非常重要的。如果心肌血流灌注减低而代谢正常，说明这部分心肌尚且存活，是需要积极治疗的，如果没有代谢，那么再做搭桥手术就没什么意义了。

18. 什么是 PET/CT 技术?

PET/CT，即 PET 和 CT 为一体的组合型设备，同时具有 PET 和 CT 的检查功能，达到真正意义上的优势互补（1＋1＞2），一次检查同时提供病变（如恶性肿瘤）精确的解剖结构和功能、代谢改变的信息，明显提高了疾病诊断的准确性，它的诊断准确性明显优于单纯 PET 或单纯 CT 检查结果，是医学影像诊断技术发展史上一个划时代的里程碑。同时，也是国际上生命科学（脑功能、基因蛋白质功能影像诊断）研究及其临床应用的最重要高新技术之一。

19. 什么是放射性核素治疗?

放射性核素治疗是利用放射性核素在衰变过程中发出核射线的电离辐射生物效应来抑制或破坏病变组织的一种治疗方法，距今已经有 60 多年的历史了。这种核素或核素标记的药物能高度选择性的聚集在病变部位，发出的射线对病变进行集中照射，从而达到治疗目的；同时，这种射线的射程很短，对周围正常组织的损伤很小。开展得最早、应用得最广泛的核素治疗是在甲状腺疾病方面，如甲状腺功能亢进症（俗称甲亢）、甲状腺癌及其转移灶等；在癌症骨转移、类风湿性关节炎、嗜铬细胞瘤和神经母细胞瘤以及某些血液疾病和皮肤疾病的治疗也有广泛的应用。

20. 放射性核素治疗安全吗？

放射性核素治疗不可避免的会对患者产生一定的风险，这就要看风险与从中获得的利益谁更重要了。比如对于成年的甲亢患者而言，有时抗甲状腺药物和手术治疗效果不好，反复发作，对身体的害处非常大，此时^{131}I治疗就是个很好的选择了。再比如对于分化型甲状腺癌术后全身转移的患者，^{131}I治疗是最好的治疗方案。任何治疗都存在一定的风险，医师会全面分析患者的实际情况，权衡利弊，从而制定治疗方案。综合以上多种因素考虑，我们认为核素治疗是安全的。当然，服药以后放射性药物会持续存留在患者的体内，持续往外发射放射线，虽然这种射线的照射范围比较小，但也有可能会对别人有些辐射作用，所以如果患者的身边有孕妇或儿童，最好请他们躲避一段时间。

21. 放射性核素治疗和放疗有什么不同？

放疗是从体外定位，通过体外的放射源对人体内的肿瘤进行照射，达到治疗的目的。体外的射线要穿过一些正常的组织才能到达肿瘤区域，因此会对它们造成一些伤害。而且一次治疗只能照射一个病变区，若体内有多个病变区则要分次进行。其优点是射线的剂量、照射的部位比较容易控制，适合接受放疗的肿瘤种类也较多。

放射性核素治疗是将放射性核素药物引入人体内，该药物通过生理作用或特殊的吸附作用，自动集中到病变区域进行照射，因此对周围组织和脏器无明显影响。如果体内有多个病变区，药物会自动分布到各个区域，体内所有病变部位可同时照射而获得治疗，因此只需要一次给药。缺点是接受治疗期间，身体会向外辐射少量射线，最好避开孕妇和儿童，以免对他们造成影响。

（李河北　李原）

超声

1. 超声检查是什么原理？

超声诊断从应用于临床以来，由于其独特的优点和所提供的丰富诊断信息，已成为临床和治疗工作中不可缺少的重要手段。超声是一种频率很高的声波，人的耳朵听不见，频率一般在 20 kHz 以上，超声检查用的超声波频率在 1～20 MHz 左右。超声波穿过人体组织的时候，一部分会在不同组织之间的“界面”上反射回来，不同深度的“界面”反射回来的声波会有快有慢，根据这些，记录发射声波的时间和声波返回的时间，就可以计算出“界面”的深浅。临床常用的B超是一种二维的超声检查，也就是发射和采集一个平面里的超声，经过处理，就可以得到人体内部的断面解剖图像。您可能看到超声的探头一放在身体表面，屏幕上就立刻出现了图像，这是因为声波速度比较快，而且探头和人体组织之间的距离非常近，声波反射所需要的时间非常短，人的眼睛还没有反应过来，图像就已经处理出来了。这样可以做到随时成像，检查应用起来十分方便。

2. 什么是彩超?

彩超就是彩色多普勒超声检查，是在黑白超声检查的基础上加上了彩色的血流信号。它除了具备对组织器官内病灶分辨率比普通B超高，能更清晰地显示组织器官内较小病灶的优点外，更主要的是在检查过程中，应用了多种超声技术，来观察被检查组织器官在不同时相的血流速度变化、血流状态等信息，把这些信息和相关的黑白超声二维解剖结构信息相结合后，来判定被检查组织器官有没有病变、病变的程度以及病变的性质。

例如，对患者的肾做彩超检查，除了可以获得黑白超声检查获得的二维解剖信息外，还可以在彩超检查中了解肾的肾动脉及其各级分支的血流信号充盈分布状况。如果在检查中一侧肾局部或整个肾血流充盈明显减少甚至消失，那么就可以判定这侧肾发生了肾动脉栓塞。通过彩色多普勒技术还可以判断栓塞的是哪一支肾动脉血管，甚至可以判断血管栓塞的程度及栓塞的部位，并指导临床采取正确有效的治疗方案及措施。而普通黑白超声检查只能了解肾大小是否正常、是否有积水或结石、是否有占位病变以及肾皮质的厚度是否正常等二维解剖信息，对肾动脉发生血栓是无法发现的。而如果没有早期发现肾动脉栓塞，就得不到早期治疗，最终会导致肾因长时间缺血发生局部或者整个肾坏死，这就为时已晚，没法弥补了。

彩超在临床广泛应用于心血管、腹腔脏器、甲状腺、乳腺、眼球、前列腺、精囊及妇产科检查，尤其是对各种血管疾患，如颈动脉硬化，各类动静脉瘘，颈动脉体瘤、腹主动脉瘤、血管闭塞性脉管炎、慢性下肢静脉疾病（包括下肢静脉曲张、原发性下肢深静脉瓣功能不全、下肢深静脉回流障碍、血栓性静脉炎和静脉血栓形成等）运用彩超的高清晰度、局部放大及血流频谱探查均可做出较正确的诊断，它可以无创、实时地提供病变区域的血流信号信息，在临床上被誉为“非创伤性血管造影”，这是 X 线、核医学、CT、MRI 以及 PET 所做不到的。同时对于腹腔内良、恶性病变鉴别，如胆囊癌与大的息肉、慢性炎症的鉴别，有一定的辅助诊断价值；对于肝硬化，彩超可对肝内各种血管管腔大小、血流速度快慢、血流方向及侧支循环的建立做出较佳的判断。对于黑白超声难区分的结节性硬化、弥漫性肝癌，可利用高频探查、血流频谱探查做出鉴别。

综上所述，进行腹部及小器官超声检查时彩超的检查效果较普通B超更好。而对于心血管系统则必须进行彩超检查才能明确诊断。

3. 超声检查对人体有没有伤害?

超声是一种声波，对人体没有任何损害，是所有影像学检查当中最安全的一种检查方法。一般在怀孕的中晚期，都需要用超声检查的方法来看看胎儿发育如何，这也是因为超声检查非常安全的缘故。但是在怀孕前3个月期间，胎儿对外界的任何干扰都很敏感，这期间最好不要做任何影像学检查，包括超声检查。

4. 超声检查前需要做什么准备?

在超声检查中，由于患者体内的肠气、病变本身结构等因素影响，图像的质量有时会不那么令人满意，因此，检查前正确的、适当的准备是十分必要的。下面按检查部位概述超声检查前的准备事项。

（1）腹部（包括肝、胆、胰、脾、胃、肠等腹部脏器）

肝：肝的检查前准备最好是空腹，特别是有时需要同时观察胆道系统，或观察门静脉血流受进餐影响的变化。

胆道系统：为了保证胆囊和胆道里有足够的胆汁充盈，检查前需空腹8小时以上，并且不能使用影响胆囊收缩的药物。一般在检查前一天晚饭后就不能吃东西了，当天上午空腹来检查，这样还可以减轻胃肠道内的食物残渣和气体的干扰。有时即使空腹，肠道内仍有大量的气体，这时可以用药物清除肠道气体后再进行检查。消化道造影所用的钡剂可能干扰超声检查，所以一般在超声检查前两天内最好不要进行胃肠道钡剂造影和胆系造影。

胰腺：和胆道系统检查一样，检查前需要空腹8小时以上，且检查前一天的晚饭需吃清淡饮食。如果有腹部胀气或便秘，可服些消胀的药物，或睡前服用缓泻剂，检查前先排便或灌肠。胰腺就在胃的后面，为了减少胃里气体的影响，检查前可以先喝水500～1000 ml（胃大部切除的患者除外），使胃内充满液体，以便更好地显示胰腺。

脾：最好也是空腹检查。如果饱餐后再进行检查，脾会受胃肠道挤压，向后上方移位，它的上极就会被肺下缘遮挡而难以显示（超声很难透过肺组织）。如果有脾大或脾区的肿块难以鉴别时，可以喝水 500 ml 后再检查，小儿可喂奶后检查。

（2）泌尿系统（包括双肾、输尿管、膀胱、前列腺）

双肾、输尿管一般不需要做什么特殊准备。

膀胱和前列腺的检查分为经腹和经直肠超声检查。前者和普通的腹部超声一样，不过在检查前需要喝水 400～600 ml，等到有想排尿的感觉后再检查，这样膀胱是充盈的，便于观察。经直肠超声检查，就是把特殊的探头伸到肛门、直肠里进行检查，这样可以近距离地观察膀胱和前列腺，显示更加清楚。检查前不需要憋尿，但需清洁灌肠，排净大便。

（3）浅表器官（包括甲状腺、乳腺、阴囊、淋巴结等浅表部位）

一般不需要做什么特殊准备。唯一需要注意的是着装，最好能方便暴露检查的部位，比如颈部检查（甲状腺、颈部淋巴结等）最好不要穿领口过高的衣服，也最好不要佩戴项链。

（4）血管系统（包括颈部、肢体及腹部的动脉和静脉）

颈部血管检查当天最好不要穿领口过高的衣服及佩戴项链。上肢血管检查一般不需要做什么特殊准备，下肢血管检查时最好里面穿内裤。腹部血管检查前需要空腹，成人最好空腹 8～12 小时；新生儿在情况允许的条件下最好空腹 3 小时，婴幼儿最好空腹 5 小时。

（5）心脏系统

成人一般不需要做什么特殊准备。婴幼儿在检查时常常会哭闹，要等他们熟睡或必要时给予镇静剂后再行检查。

（6）女性生殖系统

妇科：未婚女性做经腹壁超声检查，需要喝水憋尿，使膀胱充盈，一般在检查前一小时喝水400～600 ml，有想排尿的感觉时就可以检查了。已婚妇女可以做经阴道超声，一般在检查前需要先排尿。

产科：产科常用的检查方法是经腹壁超声检查，一般不需要喝水憋尿。但以下情况就需要喝水憋尿了：A早期妊娠，B晚期妊娠，出现阴道流血，C有宫颈功能不全需了解宫颈长度及宫颈是否有扩张时。

5. 前列腺超声，经腹和经直肠检查哪个更好？

前列腺疾病在男性中占有重要地位，尤其是40岁以后，慢性前列腺炎、良性前列腺增生和前列腺癌发病率都明显提高，主要症状有尿频、夜尿增多、排尿困难、血尿等。目前，前列腺的影像学检查主要依靠超声检查。前列腺超声现在主要用于各种前列腺疾病、精囊腺疾病的诊断，也可以用于超声引导下的前列腺活检、前列腺脓肿穿刺等。

前列腺的超声检查，主要有经腹和经直肠两种。经腹的前列腺超声，就是把超声探头放在肚子上进行检查，一般的泌尿系超声检查在检查前列腺时都是用这种方法，需要事先憋尿。这种检查不仅可以观察前列腺的大小、形态，测量其体积，而且可以让患者排尿后再次检查，测定残余尿量。但前列腺的解剖位置较深，经腹部超声检查前需憋尿充盈膀胱，如果患者憋尿憋得不够或过于肥胖，则前列腺会显示得不清楚，往往容易影响检查结果。

经直肠超声检查就是把特殊的超声探头伸到患者的直肠里进行检查，检查前需要患者先排便。与经腹部超声相比，它具备以下优点：1）不用憋尿，免去了患者因尿频、尿急而憋不住尿的痛苦，同时也不会受到肥胖患者腹壁脂肪的干扰；2）采用特殊的腔内探头，分辨率高，它能更准确地测量前列腺的大小，更清楚地显示前列腺的内部结构及其与周边脏器的关系，更有利于显示前列腺内细小钙化，尿道受压迫情况，是否有增生结节形成及前列腺癌浸润程度的评定等；3）可以显示前列腺内彩色血流信号，进一步提高前列腺炎及前列腺肿瘤的诊断；4）在经直肠超声的引导下，可以准确进行定点、多点前列腺活检穿刺，对前列腺疾病及前腺癌的诊断非常有意义；5）因为分辨率更高，显示更清楚，所以可以更准确诊断精囊的各种疾病。

由此可见，经直肠超声检查是目前检查前列腺疾病最有效的手段。

6. 做超声检查为什么需要空腹?

王阿姨最近总觉得右上腹不舒服，医生给她开了腹部肝、胆、胰、脾超声检查单，嘱咐她检查当天早晨不能吃东西。检查那天，超声科的医生发现王阿姨的胆囊充盈不好，便询问她早上有没有吃东西，她说什么都没吃，就喝了一杯酸奶，结果，医生只能让王阿姨先回去，第二天再来检查。

看似简单的超声检查，有的人一次就检查成功，有的人却要来回跑好几趟，不仅耽误自己的时间和病情，也影响了正常的检查程序。所以，您在做超声检查前，应了解一些基本的知识。

空腹就是不吃不喝，除了药以外什么都不进，而不仅仅是不吃“饭”而已。做肝、胆、胰、脾、腹膜后、肾上腺、腹部血管如肾动脉及肠系膜动脉等检查前，医生通常会告诉您要空腹。为什么要空腹呢？根据超声波的原理，是以反射为基础形成超声的图像，而胃肠道里的内容物和气体会对超声波的声束产生严重的干扰，而严重影响图像的质量。为了避免这些干扰，并保证胆囊和胆道里有足够的胆汁充盈，确保诊断的准确性，做腹部超声一定要空腹。空腹检查项目通常安排在上午，因此检查前一天的晚饭应以清淡少渣的食物为主，晚饭后就不能再吃任何东西，检查当天早晨也要不吃不喝。如果您的胃肠道积气严重，可在检查前一两天口服消胀片，以消除肠道气体。

有时，因消化系统疾病就诊的患者，医生常会同时开出胃镜检查和腹部超声检查单。为保证检查的顺利进行，您应先做超声检查，再做胃镜检查。因为胃镜检查后，胃肠道内常会有较多积气，会影响胆囊、胰腺的超声图像，容易发生误诊、漏诊。此外，做超声检查前两天，也最好不要做胃肠道钡餐造影和胆道造影，以免尚未完全排出的钡剂或残留气体影响超声检查的图像。

也许您会问了：是不是所有的超声检查都要空腹呢？也不是。进食主要会对腹部脏器产生影响，而心脏、颈部血管、四肢血管、眼、甲状腺、乳腺、阴囊、关节腔、软组织以及胸腔积液等其他部位的超声检查都不需要做空腹的准备。

7. 超声检查中医生的指令有什么意义？

小王老师参加单位组织的体检，到了检查腹部B超时，医生让她平躺在床上，对她说："吸气鼓肚子"、"放松"。她总是配合不好，费了好大的劲，才勉强做完检查。

超声检查过程中，医生常会下达"吸气鼓肚子"、"屏气"、"放松呼气"等指令，以便更好地观察，这时候，您应积极配合。吸气鼓肚子是为了让膈肌下移，把膈下的脏器向下推，避开肺的遮挡，以便更好地显示肝、胆囊的全貌；让你深吸气后憋住气，是为了减少脏器和血管随呼吸运动的移动，便于观察血流信号，也便于我们取得清晰的血流频谱及冻结图像，有助于诊断。

如何做到吸气鼓肚子呢？其实就是腹式呼吸（以腹部运动为主的呼吸），方法很简单，就是吸气时，肚皮鼓起来；呼气时，肚皮瘪下去。很多人，尤其是女同志，习惯了胸式呼吸（呼吸时以胸部的运动为主，胸口上下起伏），可能一时改不过来。医学上的研究证明，经常进行腹式呼吸，可以促进胃肠道的蠕动以及改变消化机能，同时也有利于机体代谢产物的排出，对全身器官组织起到调整和促进作用。因此，不光在做腹部B超时，建议您平时也经常进行腹式呼吸，对您的健康有很大的益处。

8. 胆囊息肉需要手术吗?

随着影像学的发展，胆囊息肉的发现率逐渐增高，越来越多的患者被诊断为“胆囊息肉”，他们不禁提出疑问——发现了胆囊息肉以后需要做手术吗?

胆囊息肉病变临床并不少见，手术是根治的方法，但并非所有胆囊息肉都需手术治疗。胆囊息肉一般没有什么症状，85%以上的患者都是在例行体检的超声检查中发现。超声检查诊断的灵敏度和准确率均较高，对$<$5 mm 者的检出率可达 90%以上，是胆囊息肉检

查的首选方法。而 CT 和 MR 则难以发现 3～4 mm 以下的息肉，往往漏诊。发现胆囊息肉后常难以定性，临床对其良恶性的鉴别诊断亦较困难。

胆囊息肉又称胆囊隆起样病变，分为肿瘤性和非肿瘤性。根据胆囊息肉的病理学特征，可分为五种类型：胆固醇型、胆囊炎型、腺瘤型、腺肌瘤型和混合型，以胆固醇息肉和炎性息肉最多见。那么，哪些情况需手术治疗呢？根据胆囊息肉的恶变可能性高低，以下情况需考虑手术治疗。

（1）单发病变，直径大于 10 mm，蒂粗大，尤其是位于胆囊颈部者。

（2）多发病变，合并胆囊疾病，如胆囊结石、急慢性胆囊炎，并有明显临床症状者。

（3）多普勒彩超检查病变有丰富血供。

（4）单发病变、直径小于 10 mm、无症状且年龄小于 50 岁，应间隔 3 到 5 个月随访观察；如出现病变增大、形态有变化或出现明显症状则应手术治疗。

胆囊息肉应到设备条件较好和医疗技术水平较高的医院确诊。一般采用 B 超复查，开始时可 3～6 个月复查一次，连续检查 2～3 次，如果息肉没有变化，则在每年体检或有症状时再进行检查。复查还应在同一家医院，如能用同一台机器、由同一个大夫复查则更好。

9. 肝、肾囊肿需要治疗吗?

肝、肾囊肿在临床上很常见，多数见于中老年患者，可能与老年人肝、肾器退行性变有关。多数患者是在健康体检中发现的，没有任何临床症状。许多人检查出囊肿后很担心，经常到医院询问肝、肾囊肿是否需要手术治疗。绝大多数囊肿是不需要任何治疗的，那么，到底哪些囊肿需要处理呢?

1）直径大于 5 cm 的单发或多发肝、肾单纯性囊肿，且有临床症状的，如肝囊肿引起右上腹不适、腹胀或腹痛，肾囊肿出现血尿或腰背酸痛；2）压迫周围组织脏器引起继发性合并症的肝、肾囊肿，如肝囊肿压迫胆管引起胆道扩张，肾囊肿压迫肾动脉引起继发性高血压或压迫肾盂输尿管引起肾积水；3）囊肿合并感染；4）囊肿有破裂危险，如肝、肾表面的较大囊肿；5）对于囊壁厚而不规则，或有乳头状突起，或腔内有异常回声，临床怀疑有恶性可能性的肝、肾囊性病变，或超声及其他影像学方法无法判断是囊性还是实性的病变。

对于以上需要处理的肝、肾囊肿一般可行外科手术切除，也可以在超声引导下用细针进行穿刺，直接到达病灶区域，抽吸囊液或者注入硬化剂，使囊肿萎缩消失；对于囊肿合并感染的还可以放一根管子进去持续引流。超声引导下经皮细针穿刺技术，安全微创，痛苦小，可以避免外科手术，达到与外科手术相同的效果。

但并不是所有的囊肿都能做超声引导下穿刺治疗，以下情况就不适合做。

1）严重的出血倾向；2）没有进针路径，比如肝囊肿离肝的表面太远，中间隔了肺组织以及许多大血管等，穿刺针容易损伤这些结构；3）不能排除动脉瘤或血管瘤的囊性病变，容易造成大出血；4）与胆道、泌尿道相通的囊肿，这些囊肿注入硬化剂后会造成相关管道狭窄甚至闭塞，引起严重后果；5）胆道囊性扩张，输尿管囊肿，与前者情况相同；6）对于多囊肝、多囊肾，一般不进行处理，除非有较大的囊肿压迫周围脏器，导致相应的并发症发生，而穿刺性抽液也只能暂时起缓解作用，一般不做硬化治疗，硬化剂会损害残存的肝、肾功能。

如果体检查出肝、肾囊肿，绝大多数都是不需要处理的，请您不必惊慌；但也不能掉以轻心，一定要去正规的医院就诊，一是确定病变的性质，二是确定囊肿是否需要处理，对于不需要治疗的囊肿要定期做超声检查以观察囊肿的变化。

10. 对于乳腺肿物的诊断，超声是不是更好？

在超声检查还没有发展起来之前，大部分医院都应用X线钼靶检查作为诊断乳腺癌的首选方法。钼靶检查现在仍然是乳腺癌很重要的检查方法之一，但随着磁共振检查和超声的应用越来越多，它的地位发生了动摇。磁共振检查可以做多个序列，而且可以做增强扫描，细致观察病灶的血液供应情况，得到的信息量会很多，也可以得到客观的图像资料，让不同的医生进行观察诊断；但是它价格较贵，对有些体内有金属假体的患者也有一定的限制。超声检查对诊断乳腺癌的准确性很高，而且价格便宜，检查起来很方便；超声的另一个优势就是能够在超声引导下对肿物进行穿刺活检，做组织学和细胞学检查，达到确诊的目的，还可以在超声引导下做微创旋切，达到诊断和治疗的双重目的。但它的准确性和操作医生的水平有比较大的关系，而且没法留下那么客观的影像资料。对于您来说，如果其中一种检查就可以确诊，那么无论做哪种都可以；如果一种检查还不能完全确定是不是乳腺癌，那么可能就需要多做几种检查，最后综合分析。

11. 超声能检查胃肠吗？

由于胃肠属于空腔器官，常有气体和内容物的存在，影响超声探测不易得到满意的声像图，使胃、肠一度成为超声检查的“禁区”。胃肠道疾病的诊断主要依靠胃镜和X线胃肠道钡剂造影检查，20世纪70年代中后期随着超声仪器的改进和检查技术的进步，特别是高分辨率超声和超声内镜的问世，以及各种胃肠造影剂的研制与应用，拓宽了胃肠疾病的诊断范围，超声检查可清晰显示胃肠壁的层次结构，发现胃肠壁肿瘤的部位大小和形态，估计病变侵犯胃肠壁的程度，特别是了解周围器官的转移情况，弥补胃镜和X线检查的不足，为临床治疗方案的选择提供了可靠的依据，使胃肠道超声已成为腹部超声检查的重要内容。

胃肠超声检查主要包括：经腹壁胃肠超声检查、胃肠充盈超声检查（又称胃肠超声造影法）、术中胃肠超声、内窥镜等腔内超声和胃肠肿瘤超声引导下穿刺活检等。利用某种物质（超声中的胃肠造影剂）迅速充填胃肠腔，在声像图上可产生一种均匀分布的较强回声的界面，同时清除了胃腔内气体、黏液的干扰，使胃肠壁与肝、胆、脾、胰之间产生明显的对比效应，清楚地显示胃壁的层次和结构，使胃肠腔产生最佳的声学造影效果，减少超声束的反射，使胃肠结构显示得更加清晰，这种方法称为胃肠超声造影，即所谓的“胃肠超声”。在造影剂充盈良好的情况下，可清晰显示胃腔，胃的贲门、幽门及十二指肠，特别是能清晰显示胃壁的解剖结构，如胃壁的黏膜层、黏膜下层、肌层、浆膜层等，能显示胃肠腔的完整形态、结构，对胃肠腔内的凸起性病变、胃肠壁的增厚性病变，显像效果较佳。

胃、小肠超声的检查方法：检查前1天晚饭只吃流食，其后禁食，检查前4小时内禁水。当天检查时，先空腹检查，了解胃的排空情况，有没有胃潴留等（也就是看看胃里有没有残留的食物、液体等），然后再喝下专门的超声检查助显剂（其主要成分为中药，且口感好）。等喝完使胃充盈后，即可进行检查。

结肠、直肠超声检查方法：排净大便，乙状结肠和直肠检查之前应先喝水憋尿，使膀胱良好充盈。需保留灌肠下超声检查的患者，检查前一天晚饭只能吃流食，睡之前服用些缓泻剂，早晨起来后排便，然后清洗灌肠。

成人胃肠造影剂的饮用量，胃检查为400～600 ml；小肠检查为800～1000 ml；灌肠用常温生理盐水，用量根据患者的体型、病变部位而定，一般量在800～2000 ml 左右。

胃肠超声应用范围：

（1）观察胃的形态、张力、胃肠壁蠕动柔度及胃排空功能。

（2）测量消化道管壁厚度，层次结构的辨认。

（3）诊断胃肠炎及其类别。

（4）胃溃疡的发现。超声诊断胃溃疡的敏感性较低，对于表浅性溃疡或较小的溃疡容易漏诊，所以宜首选X线钡剂造影和胃镜检查。但接受内科治疗的患者可通过超声检查这种比较好的随访方法了解溃疡的进展愈合情况判断疗效。

(5) 胃肠肿瘤的诊断及鉴别。对肿瘤以及其他胃肠管壁增厚性疾病有良好的显示能力，能够提示病变的所在部位和范围，测量病变大小和管壁增厚的程度，了解肿瘤的周围临界及浸润情况。尤其对于位于胃壁内的较小肿瘤以及位于壁内且向外生长的肿瘤，超声能清晰显示并作出正确诊断。内镜超声有助于确定早期胃癌和胃癌分期，尤其是对平坦型早期胃癌诊断率可高达 90%以上。

(6) 提高胰腺、乏特氏壶腹区及后方结构的显示能力。

(7) 发现胃内异物和食管下段贲门病变。

(8) 有利于发现胃肠道以外的病灶。

(9) 诊断管腔扩张性疾病。

(10) 即时超声检查用于胃肠穿孔的诊断有独到优点，它可弥补 X 线腹部透视的不足。

(11) 在评价急性阑尾炎，诊断阑尾有无穿孔等并发症，以及鉴别诊断方面已成为比较有效的诊断方法。

当然，胃肠超声检查还存在一定的局限性，无法像胃镜那么直观，难以显示胃肠黏膜的情况，也无法进行病理切片。但胃肠超声却没有胃镜的创伤性及可能的交叉感染，而且弥补了胃镜、X 线胃肠造影不能显示胃壁内病变的不足，可以判断病变的浸润范围和程度，并能判断正常组织和病变组织的界限。超声在胃肠道系统疾病，尤其是在急腹症的诊断和治疗方式的选择上具有较为重要的临床应用价值，大大提高了诊断急性阑尾炎的准确率。超声的无创性、便捷性及可重复性使之不仅应用于诊断胃肠道急性疾病，还可以对慢性炎症或感染性疾病以及胃肠道占位性病变进行诊断。因此，科学地看待胃肠超声，充分发挥胃肠超声在临床上的作用，让胃肠超声和胃镜、X 线胃肠造影等各种检查方法互相取长补短，这对于胃肠道疾病的早期诊断、早期治疗有着积极意义。

12. 什么是介入超声？

介入超声是指在超声的监视或引导下，把所需的器械（如穿刺针、引流管等）导入人体，完成穿刺活检、造影、抽吸、插管或其他物理治疗等操作，以获取细胞学、组织学、细菌学、生化和生理等方面的资料，并与超声影像和其他临床资料相结合对疾病作出诊断或治疗的新型学科。从这个意义上来说，超声不仅可以对疾病进行诊断，还可以进行治疗。

13. 介入超声有什么优点？

介入超声可以准确、实时地显示病灶，定位准确；操作比较简便、迅速；和 X 线介入比起来，没有放射性损伤；组织损伤小、痛苦小；费用低廉、创伤小等。

举个例子，以前有胸水的患者是用传统的方法盲抽胸水，只有胸水比较多的患者才能抽，不然容易扎到肺，出现危险；而超声定位下抽胸水，可以用超声看看胸水的量有多少，哪里抽胸水比较安全，这样安全性就大大提高了。超声引导下穿刺肝脓肿，可以“看着”脓肿进行穿刺，这样就很准确，也比较安全，还可以把可疑的组织取出来进行活检。总之，超声就像是我们的“透视眼”，可以为各种诊断和治疗操作提供方便。

14. 哪些情况适合做介入超声?

因为介入超声的上述优点，现在临床应用十分广泛，很多情况下都可以应用。从大的方面来说，包括囊性及实性肿物的诊断和治疗、肿瘤的姑息性插管治疗等。现举例说明。

原则上超声发现的囊性肿物都可以进行介入超声治疗，但是由于有些患者还不能完全接受，且一些囊肿（如肠系膜囊肿、支气管源性囊肿）的治疗效果还不确切，所以治疗上还是有一定选择性的。一些体表的囊肿如腘窝囊肿、甲状腺囊肿、乳腺囊肿都可以进行超声介入治疗。有压迫症状或引起功能障碍的脏器囊肿，比如有症状的、大于 5 cm 的肝肾囊肿，对肾盂有压迫的肾盂旁囊肿，我们可以通过在超声引导下穿刺抽液后注入硬化剂来治疗。如果囊肿合并感染，我们还可以通过介入超声在囊肿里面放置引流管进行引流，疗效甚至比手术效果还要好。此外，只要胸腹腔里有超声可以看得见的液体，就都可以进行穿刺抽吸或置管引流。胸、腹部脓肿，特别位置较深的膈下脓肿、肝脓肿和肾周围脓肿等，临床常规检查往往很不容易做出准确判断；而只要超声能够显示病灶，就可以应用超声引导下穿刺，迅速明确诊断并置管引流进行治疗。

原则上对于超声能够看得见的实性肿物，都可以进行穿刺，然后行组织细胞学检查，以求明确诊断。比如胸部外周（胸壁、胸膜、肺外周部分）、浅表组织器官（乳腺、甲状腺、浅表淋巴结等）、腹腔（肝、胆、胰、脾、双肾、肾上腺，胃肠道、腹膜后、前列腺、直肠）等身体深部位的病变组织，应用这一活检通常可以对肿块的良性、恶性做出鉴别诊断。

15. 超声检查应该多长时间复查一次？

由于超声检查对人体无害，因此复查的时间间隔不受任何限制，只需根据病情需要来进行安排。如果您只是健康体检，那么复查超声的时间间隔可以长一些，比如一年一次就够了。而如果您是发现了病变，需要定期复查，那么就需要根据您得的是什么病以及您自身的状况来决定。您可以咨询临床医生，也可以根据我们的检查报告，确定随访的时间。随访的时间也不是一成不变的，需要依据您自身的健康状况以及疾病的发展速度来随时调整。

（刘月洁　杨力　张颖　王雪　高俊雪）

其他常见问题

1. 放射科医生在什么情况下会跟患者电话联系？

在您做完影像学检查后（X线片、CT或MR等），放射科医生会根据得到的图像进行诊断分析，这常常需要结合您的临床症状、既往的病史以及其他检查，综合分析才能做出最终的诊断。因为有时几个不同的疾病可以有相似的影像学改变。比如不典型肺炎与肺结核，在胸片上的表现差不多，这就需要结合患者的年龄、病史，才能有助于做出正确的诊断。再比如，腹部CT发现肝脏有厚壁的囊性占位，就需要询问患者有没有发热，是否感染过寄生虫或去过疫区，抽血化验检查有没有异常等，只有了解这些，才能做出正确的判断。如果放射科医生向您询问病情，请您积极配合提供病史，检查前请留下有效的联系方式。

2. 放射科网络管理人员为什么会给我打电话？

患者在放射科只有唯一的一个放射科号，这样可以有利于对历次影像检查进行前后对比，连续观察病变的变化，从而得出更准确的影像学报告。

如果发现同一姓名的患者在放射科有多个放射科号，由于个别信息（如出生日期、电话等）不一致而无法确定是否为同一个人的时候，放射科网络管理人员会打电话询问具体情况，以便将同一人在放射科的检查合并到同一个放射科号中。

3. 检查登记时需要注意什么?

检查前您需要到放射科登记窗口进行登记，登记时记住要带好检查申请单和就诊卡，如果有医保卡也可持医保卡登记。在这里，需要您提供一下患者本人的出生日期、联系电话、家庭住址等信息。登记后会告知您在哪个检查室进行检查，并给您放射科申请单、条码、取结果单。

4. 检查登记时用别人的信息（姓名、性别、出生年月日等）行不行?

任何医疗机构都极力反对患者用别人的信息就诊，放射科也不例外，因为这样做会产生几个弊端：

（1）影像和信息对不上。因为性别、年龄都不对，影像表现往往匹配不上。比如，一个女性患者，盆腔CT明明可以看到子宫和阴道，可登记的却是男性。再比如，胸片拍出来是慢支、心影大、主动脉钙化等老年人的胸片表现，登记的年龄却是二十多岁；或婴幼儿影像对应成年人信息。此外，不同性别、年龄的人群，容易得的疾病也往往不同，登记别人的信息，会使诊断发生偏差甚至严重错误。因此，登记时性别、年龄一定不能用别人的。

（2）患者影像资料混乱。几个人用同一人的信息进行登记，系统会认为这是同一个人，并把这些影像资料都保存在一起，这样，将来就没法判断这一名下的某次检查到底是哪个人做的，这对于观察病情的发展非常不利。比如说，有个人得了活动性肺结核，拍胸片可以观察结核病灶的变化情况；而若另一人也用此人名字登记拍胸片，两人的胸片混在一起，就会错误判断病情的变化。再比如，一人胸部 CT 显示有肺癌，另一人腹部 CT 显示有肾上腺结节影，如果两人的影像资料都放在同一人名下，可能会将后者良性的肾上腺腺瘤误诊为肺癌的转移瘤（因为病史不同，疾病的发生率也有所不同，而单从影像学表现鉴别困难）。因此，请您在检查登记的时候，不要用别人的信息，也不要把自己的信息“借”给别人使用，以免造成影像资料混乱，引起不必要的误会。

（3）同一人的影像资料分散。如果同一患者在几次检查时分别用不同人的信息进行登记，就会使这几次影像资料分散在不同人的名下，也不利于观察病情的发展。曾有一患者患脑出血，多次进行头颅 CT 检查，后来病情加重住院治疗，再次复查头CT时，报告中却未与前面的影像进行比较；家属来放射科询问后才搞明白，原来此患者在门诊检查时，为了报销方便，用的是亲属的名字登记，而住院后的检查却登记的是自己的名字，因此影像分散在两人名下而无法进行比较。

诚信，是诊疗过程顺利进行的基本条件，如果您用别人的信息进行登记检查，相当于是给医生提供错误的信息，这对医生进行正确的诊疗极为不利，如果因此造成了误诊、误治等情况，反过来也会损害您的切身利益。因此，每次检查登记都请使用自己的正确信息，以便放射科正确保存资料，并准确判断您病情的发展。

5. 谁会帮助我进行X线检查?

放射科的普通X线技术人员会全程在旁协助您。他们会依据申请单标明的检查部位帮您进行摆位、摄片，并提醒您注意除去摄片范围内的体外异物（如：项链、胸罩、别针、皮带、拉锁等，可更换科室内所提供的检查服）。待检查完成后，他们还会告诉您取报告的时间、地点，并将您的X线片打印，送至阅片室。

6. 为什么做 CT、MR 检查之前，我已经交过钱了，做完还需要再补交造影增强的费用?

如果仅做 CT 或 MR 的普通平扫，做完以后就不用再交钱了；如果做 CT 或 MR 的增强扫描（注射了造影剂），做完以后就需要再补交增强检查所产生的费用（如造影剂、高压注射器一次性耗材和几张胶片的费用等）。

一般情况下，做 CT、MR 检查之前您所交的费用是普通扫描所需要的费用，也就是不注射造影剂所需要的费用。在检查过程中，我们会很粗略地观察普通扫描得到的图像，决定要不要注射造影剂（打药），如果您的病情需要而且您也同意的话，那么增强扫描后您就需要补交这一部分费用。

为什么不在做检查之前就把药费等一起交齐呢?这主要是因为在检查之前，很多情况下没法预知这次检查是否需要打药；即使是病情上肯定需要打药的检查（如 CT 血管造影等），也可能因为患者的肾功能不好、有过敏体质或不愿意承担过敏的风险等而最终未能打药。为避免退费引起的不必要的麻烦，我们会在您做完增强检查之后才请您去补交这些费用。

7. 我以前检查的片子需要每次检查都带上吗?

在您去门诊看病的时候，最好把以前做的检查都带全，包括影像学检查的片子和报告单等，这样可以让临床医生更全面地了解您的病情。如果看病的次数很多，可以根据临床医生的要求，只带重要的检查结果。

在您来放射科做检查的时候，我们希望得到您以前做过的影像学资料，这样可以观察疾病的变化情况，更准确地判断您目前的病情。如果您一直在同一家医院看病，并且每次都在这家医院的放射科做检查，那么一般来讲，您的影像学资料在这里都有电子存档，来检查时不用带上以前的片子。如果您以前的检查是在别的医院做的，那么您来做检查时最好能把片子带上，以便参考。

8. 为什么有时 B 超报告的肝内结节与 CT 检查结果不一致?

超声和 CT、MR 是完全不同的检查方法，一般没法直接做比较。超声的特点是探头比较小，比较灵活，可以在腹部做任意角度的扫描，不同的医生扫描出的超声图像会有一定的差别，尤其对较小病灶的判断可能会有不同。而 CT、MR 则不然，这些检查的方位是固定的，解剖结构也较固定，两次检查中相同的病灶很容易进行比较。而超声中所描述的小病灶，因为扫描的方向不同，在 CT 和 MR 中有时很难确定在哪里。此外因为成像原理不一样，超声中显示异常的病灶，在 CT 和 MR 中不一定都能显示，比如不均匀脂肪肝，超声很敏感，而 CT、MR 就有可能看不到。

总之，超声和 CT、MR 一般不直接做比较，如果您得的是慢性疾病，请选择其中一项作为长期复查的检查方法，这样前后比较才较为准确。如果您复查的时候频繁更换检查方法，不仅比较起来很不方便，而且不同的检查得出的结论不尽相同，这也会增加您不必要的心理负担。对于像肝癌、肝血管瘤这类结节性病灶来说，还是 CT、MR 的诊断更准确（主要是注射造影剂后有特征性的强化方式），而脂肪肝等病变，则超声更敏感，请根据自身情况进行选择。

9. 单凭影像学检查是不是就可以做到明确诊断？

刘阿姨拿着一摞检查的片子来放射科就诊，请专家帮忙诊断病情。但她多了个心眼，还想考考专家，看他的水平到底有多高，好判断最后的诊断意见是不是可靠。所以当这位专家问她有什么不舒服、还做过什么其他检查时，她反过来问："你单从片子上能看出有什么异常吗？"

有这种心态的患者可能不在少数，他们生怕医生会受到其他因素的干扰，觉得影像学专家就应该只看影像来诊断，这样才准确，其实不然。诊断疾病应当从整体上来判断，不能只靠一种检查来决定。比如说急性胰腺炎，影像上虽然有比较特征的表现，但也必须有患者的急性腹痛症状，并同时出现血、尿淀粉酶的显著增高才能诊断，如果没有这些情况，就必须考虑其他少见疾病了。再比如多发性骨髓瘤，腰椎核磁可以看到多个骨头有骨质破坏或信号明显不均匀，但如果临床检查全都不支持多发性骨髓瘤的诊断，就必须考虑是不是有转移性骨肿瘤，需要积极寻找原发肿瘤；或仅是由于骨质疏松造成的信号不均，不需要特殊处理，但这也需要其他检查来支持。还有，肺部出现大片状阴影，可能的疾病很多，是感染？肺水肿？弥漫肺出血？放疗后损伤？单凭影像学检查可能判断起来十分困难，需要紧密地结合患者的症状、病史和其他检查综合分析。即使是水平再高的专家，离开临床的资料也是不行的。因此，单凭影像学检查诊断疾病常常不可靠，必须结合临床。

10. 医生看病为什么要“指东打西”？

一位患者因腿痛前来就诊，可医生却给他拍腰椎正侧位平片、腰椎 CT 扫描，患者通常对此很不理解。其实这就是一种最常见的“指东打西”——腿疼是一种表面现象，其病因大多数在腰上，通常是由于椎间盘突出刺激或压迫神经所致。

诸如此类的“指东打西”还有很多。当您上肢发麻或眩晕时就得看看颈椎是否有骨质增生、椎间盘突出等压迫神经或血管。当您早晨起来发现双手有僵硬的感觉时，需要拍手指及腕关节的 X 线摄片，而且要双手同时拍摄，看看是否是类风湿关节炎，甚至还要拍骶髂关节以排除强直性脊柱炎的可能。当您左肩不适，医生可能会检查您的心脏，以排除是否是因为冠心病引起的放射性疼痛；而当您右肩不适时，医生却要检查您的胆囊，以排除胆囊炎、胆石症所引起的放射痛。

一些多系统多器官受累的疾病则更是这样，因此，当您就诊时要耐心地听医生的解释，充分信任并配合医生。

11. 如何保存放射科胶片?

目前各大医院放射科大多使用干式打印成像技术，其操作流程比较简单，且无废液的排放，更符合环保的要求。干式打印都是热成像，因此要注意保存时的环境温度，保持通风，避免室温过高。环境温度高，影像的质量会下降，图像会变黑。

最佳环境温度宜在 25 ℃以下，应避免在以下放置环境中暴露：阳光下长时间暴晒；处于环境温度大于 50 ℃三小时以上（特别注意不要把胶片放在汽车后备箱中!）；在开启的观片灯上放置超过 24 小时以上。这些环境直接会对胶片的图像质量造成严重的损害。

12. 如何保存放射科光盘?

近年来我国开始在影像科室装备医学影像存储与

传输系统（picture archiving and communication system，PACS），有些医院在提供胶片的同时也会提供患者检查的刻录光盘。存放此类刻录光盘应该注意以下几个方面：

（1）存放盘片时应该放在特定的光盘盒或光盘袋中，光盘盒应避免重叠存放，应该采用竖立存放，长期平放会使光盘变形。

（2）存放的地点，要无灰、避光、恒温。紫外光会加速盘片染料的氧化；高温易引起光盘变形；潮湿则易让光盘变质，甚至起层，产生霉点，最终让光盘报废。

（3）不要在盘面粘贴标签等东西，影响盘片在转动时的平衡。不要去接触刻录面，拿取盘片时，将中指插入盘片中央孔中并用拇指夹住盘片的边缘。盘片上有灰尘，也应该用皮老虎吹去或使用柔软的绒布从盘片中心呈放射状向外擦拭。

13. 胶片和报告丢失，是否可以补？

从建立电子存储系统（PACS）后，胶片和报告都以电子文档的形式保存在放射科，丢失后可以到放射科重新冲洗或打印一套。您须提供患者的姓名、性别、出生日期、检查日期（可提供一个大概的时间范围）、检查方法（检查部位），工作人员会帮您查询是否有该记录，如果查到记录，则请您提供患者及您本人的有效身份证件，并补交部分耗材费用，很快可以将胶片或报告给您。如果该检查时间过早，早在PACS系统建立之前，则该次检查没有储存在电子系统中，将查询不到该信息，无法为您补打胶片或报告。

14. 放射科有几台同样的设备，为什么设备故障时不能用相同设备代替来完成检查，而要等故障修复后再让我们检查呢?

较大规模医院放射科的大型仪器（CT、MR）一般有多台，在使用过程中难免发生故障。发生故障后，患者往往会接到电话通知——检查需要改期。为什么不用同类仪器进行检查呢？首先，因为放射科的日常工作非常繁忙，每台仪器都安排了许多检查足以把时间占满，因此“挤”进去是比较困难的，安排不开。其次，虽然大部分检查可以用同类设备互相代替，但是较先进的设备所具有的一些功能，其他同类低端设备是不能相提并论的，因此如果先进设备故障后，这些只能在该设备上进行的检查是无法用其他设备代替的。我们会以最快的速度修复设备，并尽快电话通知您检查时间。

（梁皓　程瑾　程敏　胡迪　李振涛）

影像设备介绍

PACS/RIS 系统

PACS（picture archiving and communication system，PACS）/RIS（radiology information system）系

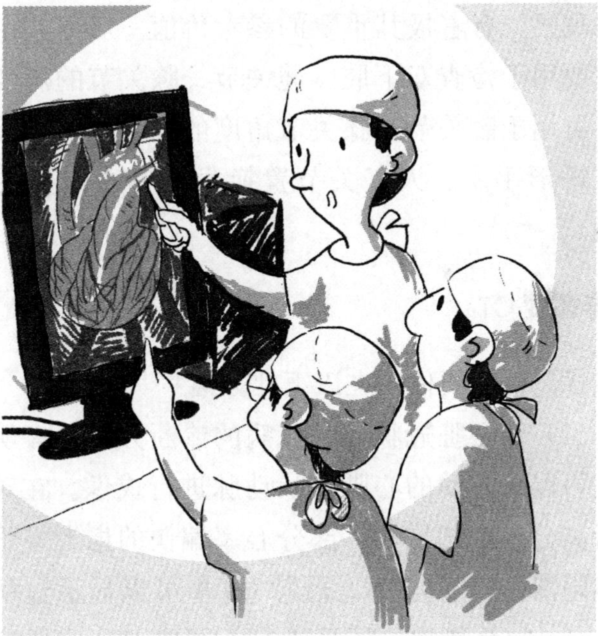

图 8　PACS/RIS 系统方便医生调阅患者影像资料，有助于疾病诊断

统支持自系统建立以来所有患者图像及报告的存储和调阅，方便放射科医师对患者的前后影像进行对比，为最终做出正确的疾病诊断提供帮助。

X线全脊柱、全下肢拼接技术

最新的一种X线拼接技术，可以实现全脊柱和全下肢拼接功能，能够用3～4次曝光通过后处理生成一张全脊柱或全下肢的X线平片图像。全脊柱拼接功能主要用于脊柱侧弯的诊断、手术方案的制订、疗效的跟踪观察，有着极其重要的参考价值。双下肢拼接功能主要用于检查双下肢、髋关节、膝关节的病变的情况，可用于髋关节、膝关节角度的测量，对于髋和膝关节矫形手术、人工关节置换术等有着重要的指导价值。

64排螺旋CT

优越性主要体现在以下几方面：

（1）在心脏冠状动脉疾病的诊断方面具有明显优势，可以对跳动的心脏冠状动脉进行成像。在对心脏进行高分辨率扫描时，部分心率偏快的患者需服用β-受体阻滞剂降低心率。冠脉CTA可以显示冠状动脉壁5 mm的软斑块，还可进行心肌灌注、心肌应力性灌注、心肌血流贮备测定等心功能检查。

在肺动脉、颈动脉、腹部动脉、四肢动脉及其相应静脉等血管成像检查时，可显示大范围的血管和更末梢的小血管。可为外科手术和器官移植术前、术后提供详尽的大中小血管的形态学信息，帮助医生充分了解病变周围血管的情况，减少手术出血和风险，避免周围重要脏器的损伤。

（2）快速、高分辨、大范围扫描。即使是对严重的外伤患者、欠合作的儿童、老人及体弱者等都能在较短时间内完成任意部位 CT 检查，呼吸和运动伪影减少，图像较清晰，病灶漏诊大大降低。

（3）多平面成像。可进行横断面、矢状面、冠状面和任意平面的图像重建，更能准确地从不同方向显示病变的细节。

（4）三维成像和容积再现。可选择性显示软组织或骨性结构，尤其适用于头颅、颌面部、脊柱、骨关节等部位三维结构的显示，可获得更加精细的三维立体图像。

（5）CT 仿真内窥镜技术。在得到常规断面图像结果的同时，获得近似于内窥镜检查的管腔内部结构信息，适用于副鼻窦、气管支气管、胃肠道及血管等管腔结构的显示。

3.0T MR

具有软组织分辨率高、可多方位成像等突出优势，且对微小病变的检出敏感，做到早检查，早发现和早治疗；全面革新射频数据链采集、传播、重建，实现了 MR 全身应用及科研从优秀到卓越的跨越。实现一次屏气完成全肝到全腹扫描；突破心脏成像禁区；实现乳腺从形态到功能代谢成像；传承神经系统临床应用传统优势，如：外周神经成像技术、独有灰白质及神经根成像、多个方向 DTI 成像技术、一分钟完成波谱成像技术；独有的临床脑功能技术，图像直接指导临床癫痫灶定位。

（李振涛　刘涛）